Faten LIMAIEM
Nadia BOUJELBENE
Leila BOUHAJJA

Guia Prático de Macroscopia em Anatomia Patológica

Faten LIMAIEM
Nadia BOUJELBENE
Leila BOUHAJJA

Guia Prático de Macroscopia em Anatomia Patológica

Patologia digestiva

ScienciaScripts

Imprint
Any brand names and product names mentioned in this book are subject to trademark, brand or patent protection and are trademarks or registered trademarks of their respective holders. The use of brand names, product names, common names, trade names, product descriptions etc. even without a particular marking in this work is in no way to be construed to mean that such names may be regarded as unrestricted in respect of trademark and brand protection legislation and could thus be used by anyone.

Cover image: www.ingimage.com

This book is a translation from the original published under ISBN 978-3-8416-3779-6.

Publisher:
Sciencia Scripts
is a trademark of
Dodo Books Indian Ocean Ltd. and OmniScriptum S.R.L publishing group

120 High Road, East Finchley, London, N2 9ED, United Kingdom
Str. Armeneasca 28/1, office 1, Chisinau MD-2012, Republic of Moldova, Europe
Printed at: see last page
ISBN: 978-620-0-45877-3

Conteúdo

Neste livro, dedicado aos protocolos de gestão macroscópica para amostras cirúrgicas digestivas, ginecológicas e outras, mergulhamos profundamente na anatomia patológica para explorar as complexidades detalhadas e essenciais da macroscopia. Como patologistas e profissionais de cuidados de saúde, uma compreensão completa dos protocolos para a gestão macroscópica de amostras cirúrgicas é crucial para garantir diagnósticos exactos e uma gestão óptima do doente.

Este manual abrangente destina-se a profissionais que pretendam aperfeiçoar as suas competências macroscópicas e aprofundar os seus conhecimentos na análise de amostras operatórias de origem digestiva. Ao explorar as diretrizes práticas e as técnicas específicas de cada tipo de amostra operatória, este guia tem como objetivo fornecer um recurso abrangente e pormenorizado para apoiar os patologistas na sua prática diária.

Este manual pretende tornar-se um companheiro indispensável, oferecendo protocolos claros, ilustrações relevantes e conselhos práticos para uma abordagem metódica e rigorosa da macroscopia em anatomia patológica.

Introdução

No coração da prática da anatomia patológica está a arte do exame macroscópico, uma etapa crucial na análise de espécimes cirúrgicos. Cada espécime, meticulosamente estudado, medido, pesado, palpado e dissecado, revela pistas essenciais sobre a patologia subjacente. Guiados por diagramas e fotografias precisas, os patologistas embarcam numa viagem de descoberta em que todos os pormenores são importantes.

O exame macroscópico é mais do que uma simples observação; orienta o prognóstico da doença, identificando parâmetros-chave como o tamanho e a localização da lesão, orientando assim as escolhas para a análise microscópica subsequente. Desde a seleção das áreas a amostrar até à preservação das amostras para investigação posterior, cada fase é crucial para garantir diagnósticos precisos.

A fixação, uma fase essencial, preserva a morfologia celular e requer uma atenção especial para garantir resultados fiáveis. As precauções tomadas durante a fixação, tais como a escolha do fixador correto, o tamanho do recipiente e as técnicas específicas, dependendo da natureza do tecido, são todos eles essenciais na cadeia de processamento das amostras.

Vamos mergulhar nas subtilezas da impregnação e da inclusão, os processos delicados que completam a transformação de espécimes em blocos de parafina prontos para o estudo microscópico. Cada passo deste processo meticuloso revela o empenho dos anatomopatologistas em desvendar os mistérios da patologia, fornecendo chaves inestimáveis para os cuidados dos doentes e para a investigação médica.

PARTE I

Patologia digestiva

EXAME MACROSCÓPICO DE AMOSTRAS DE APENDICECTOMIA

GENERALIDADE

A apendicectomia, um procedimento cirúrgico comum, é efectuada para tratar a patologia apendicular ou prevenir complicações. Todos os apêndices removidos são submetidos a um exame anatomopatológico para diagnosticar as lesões.

Todas as peças de apendicectomia são submetidas a um exame histopatológico sistemático. Esta é atualmente uma prática corrente em todos os hospitais da Tunísia.

A patologia inflamatória do apêndice é muito mais frequente do que a patologia tumoral. A deteção pré-operatória de lesões pré-cancerosas e tumorais do apêndice continua a ser excecional, apesar do contributo da imagiologia médica. Apenas o exame anatomopatológico proporciona certeza diagnóstica.

LEMBRETE ANATÓMICO

O apêndice vermiforme é um tubo flexível implantado no interior do c®cum, no ponto de convergência dos três trénios. A sua posição em relação ao crecum é muito variável. Na maioria das vezes, o apêndice é laterocretal.

O apêndice tem a forma de um tubo cilíndrico mais ou menos flexível, com uma ponta distal afunilada e uma base proximal mais ou menos larga implantada no crecum.

A porção proximal é horizontal, ligada pela artéria apendicular. A porção distal é vertical. A extremidade apendicular pode estar ligada ao ovário direito por aderências, formando por vezes um verdadeiro ligamento apendiculo-ovárico.

O meso-apêndice liga o apêndice ao íleo e contém os vasos e nervos apendiculares.

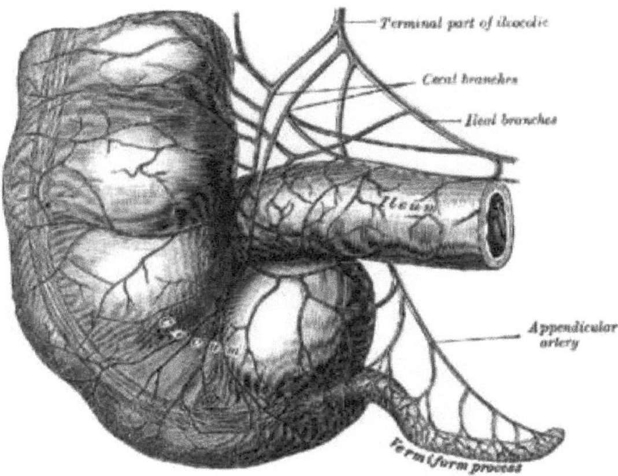

Figura 1: Anatomia do apêndice

Anatomia do apêndice - Departamento de Cirurgia Geral e Digestiva, Hopital Saint-Antoine (aphp.fr)

METODOLOGIA

A. Orientação do apêndice

4 O primeiro passo no exame anatomopatológico de uma peça de apendicectomia é **orientar** a peça operatória.

4 O apêndice é constituído por uma **BASE** - um **CORPO** - e um **PONTO**.

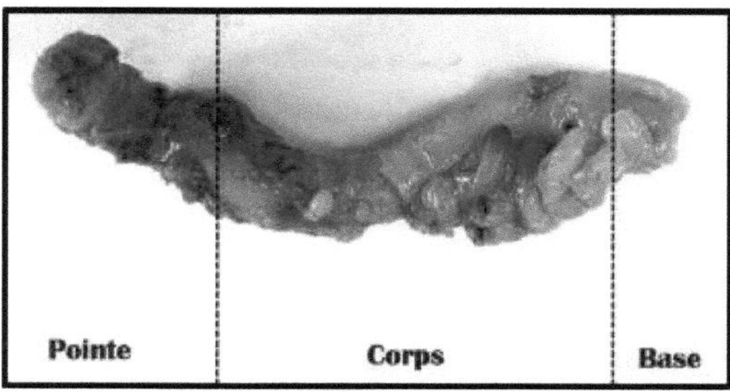

Figura 2: Componentes do apêndice

Descrição da peça e das lesões associadas:

4 Descreve-se o nódulo e as lesões associadas: filiforme, tumoral, supurado, perfurado com depósitos de fibrina, dilatado ou mucocele, divertículo, etc.

Descrição do lúmen: livre, muco, estercolito, hemorragia, etc.

Aspeto da peritonite

Cor

Perfuração: presente / ausente

Presença/ausência de lesões tumorais

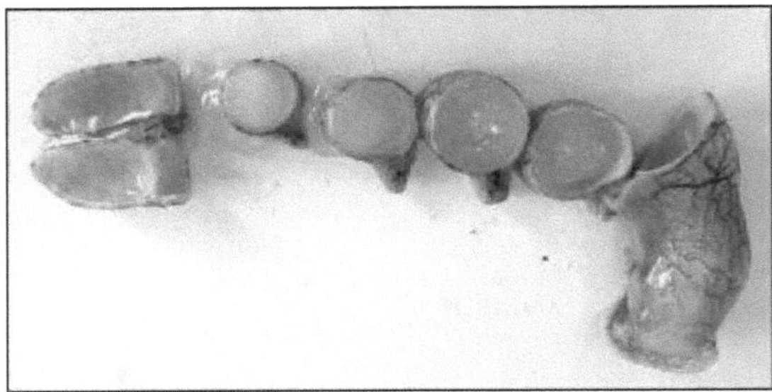

Figura 3: Aspeto macroscópico de uma mucocele apendicular. O lúmen apendicular está distendido e preenchido com abundante material mucoide.

Medir o apêndice :

4 Utilize uma régua plana para medir :

Comprimento: cm

Diâmetro :   cm

D. Ponderação do apêndice

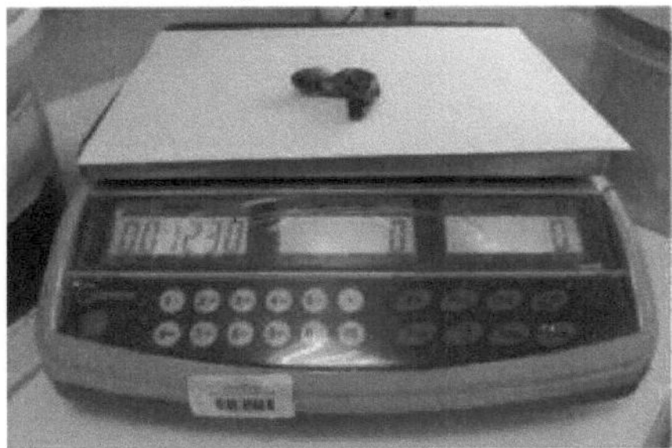

Figura 4: Pesagem do apêndice

Isolamento do limite

4 Pode ser identificada por um entalhe feito com um bisturi.

Secções macroscópicas e amostras:

Cortes transversais seriados do corpo e descrição das lesões.

Níveis representativos das lesões na cassete

Secção longitudinal da ponta :

Inclusão sistemática de uma das duas metades (pelo menos)

Descrição das lesões

Ficha de Descrição Macroscópica :

É desejável uma **ficha de descrição macroscópica** específica para apêndices, uma vez que fornece uma descrição exaustiva que pode ser incluída no relatório patológico em associação com a descrição histológica. A ficha de descrição inclui informações clínicas, radiológicas e macroscópicas sobre as amostras de apendicectomia.

The following form is reproduced as an image:

EXAMEN MACROSCOPIQUE DE L'APPENDICE

■ Poids = ...g

■ Mensurations :

    ➔ Longueur = ...cm

    ➔ Grand diamètre = ...cm

■ Description :

    ➔ État : ....

    ➔ Aspect Extérieur : ....

    ➔ Contenu :...

    ➔ Lésion : ....

■ Prélèvements :

    ➔ Nombre de Fragments...

    ➔ Nombre de Cassettes..

Figura 5: Descrição macroscópica das amostras de apendicectomia.

Fotografias :

Os anexos reproduzidos podem ser fotografados com o objetivo de documentar o caso. As fotografias podem ou não ser incluídas no relatório final.

MATERIAL NECESSÁRIO

Agente de fixação: O agente de fixação habitual é a formalina tamponada a 10%.

Lâmina de bisturi

Placa de registo

Cassetes

Câmara

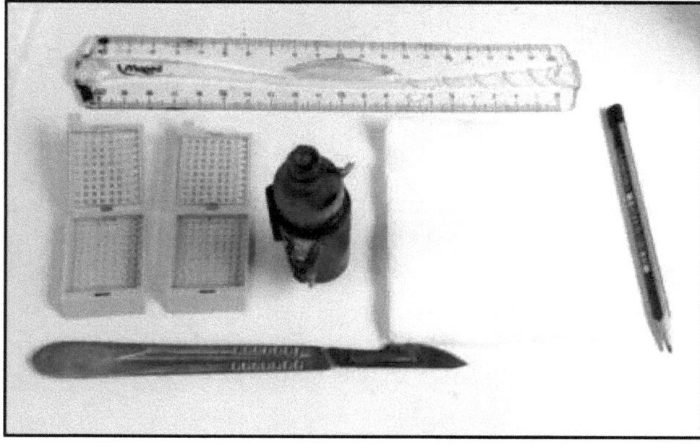

Figura 6: Equipamento necessário para o tratamento macroscópico dos pólipos gastrointestinais.

CONDIÇÕES E REGRAS DE BOAS PRÁTICAS

Os apêndices são fixados em formalina tamponada a 10%.

Uma fixação tardia ou deficiente pode alterar a qualidade morfológica das secções histológicas. É importante respeitar o rácio entre o volume de tecido e o volume de fixador (1/10).

Todos os anexos devem ser enviados ao laboratório de patologia juntamente com uma **ficha de informação clínica**. Esta ficha deve incluir a história da doença, os antecedentes do doente, os resultados dos exames paraclínicos efectuados e os dados endoscópicos.

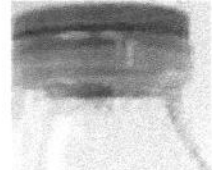

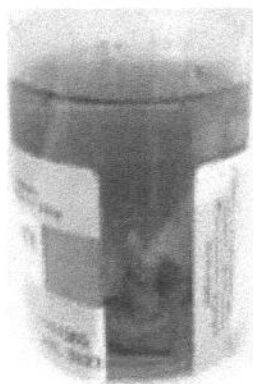

Figura 7: A peça de apendicectomia chegou fixada em formalina tamponada a 10% num
frasco rotulado

O que descrever?

Dimensões do apêndice: comprimento, diâmetro

Descrição do apêndice: filiforme, tumoral, supurado, perfurado com depósitos de fibrina, dilatado ou mucocele, divertículo...

Descrição da luz: livre, muco, estercolito, hemorragia...

Lesão tumoral: localização, aspectos, dimensões.

O que deduzir

Amostragem sistemática: **base, níveis superiores** e **ponta** (mínimo 1 metade)

Amostras **e** eventuais **lesões** associadas

CONCLUSÃO

O exame anatomopatológico sistemático das peças de apendicectomia revela uma variedade de lesões tumorais e não tumorais que requerem uma investigação mais aprofundada e um tratamento terapêutico adequado.

O exame macroscópico, por si só, não consegue detetar estas lesões, que podem passar despercebidas. Por conseguinte, recomenda-se que todas as apendicectomias sejam submetidas a um exame histopatológico sistemático.

I. REFERÊNCIAS

Pariente A, Bonnefoy O. Doenças do apêndice. Encycl Med Chir (Elsevier Masson, Paris), Traite de Medecine Akos, 4-0565, 2013, 5p.

Scoazec JY. Patologia do apêndice. Ann Pathol. 2010;30(2):94-5.

Charfi S, Sellami A, Affes A, YaTch K, Mzali R, Sellami-Boudawara T. Achados histopatológicos em amostras de apendicectomia: um estudo de 24.697 casos. Int J Colorectal Dis. 2014;29(8):1009-12.

Ben Hamed Y. Interet de l'examen anatomo-pathologique systematique de tout appendice ayant subi une ablation chirurgicale [These]. Medecine: Tunis; 1980. 54p.

PARTE II

FICHA TÉCNICA: EXAME MACROSCÓPICO DE UMA PEÇA DE COLECISTECTOMIA

ANATOMIA DA VESÍCULA BILIAR - INFORMAÇÕES GERAIS

A vesícula biliar normal é um pequeno saco piriforme que mede entre 7 e 10 cm de comprimento e cerca de 3 cm de diâmetro corporal, dependendo do seu grau de enchimento.

Pode conter de 40 a 70 ml de bílis.

A parede propriamente dita é **fina**, medindo **1 a 3 mm**, dependendo do seu estado de contração ou relaxamento, mas pode ser espessada por gordura à volta dos seus bordos.

Na imagiologia, o espessamento parietal vesicular ocorre quando a parede excede os **5 mm.**

Descrevemos **3 partes** principais da vesícula biliar que merecem uma amostragem para análise microscópica.

Uma parte distal, cega, o **fundo vesicular.**

Uma parte principal ou **corpo.**

Uma parte proximal estreita, o **colar** ou **colo vesicular**, com 5 a 8 mm de comprimento

O infundíbulo refere-se à zona em forma de funil entre o corpo e o colarinho.

O **colo vesicular** liga-se ao **ducto cístico**, que pode ter entre 2 e 3 cm de comprimento.

O lúmen do colo e a sua junção com o **ducto cístico** são incompletamente divididos por diafragmas espirais que formam **a válvula espiral de Heister**. É frequente a existência de um gânglio linfático ligado ao colo.

A vesícula biliar está rodeada por um **lençol peritoneal** (peritoneu visceral) em 2/3 da sua superfície, fora da zona de adesão ao parênquima hepático.

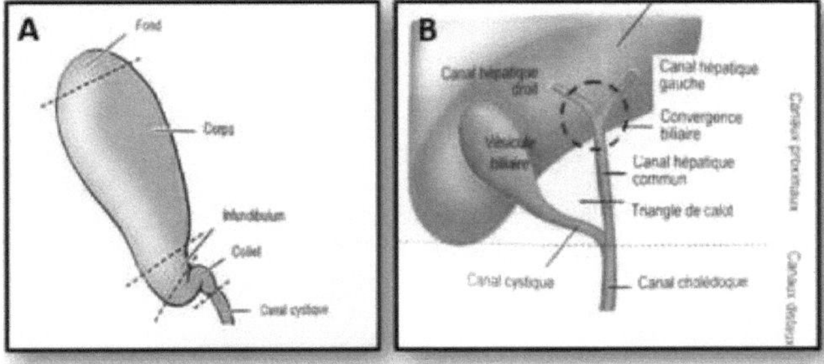

Figuras 1A e 1B: Anatomia da vesícula biliar

(Referência: Le Bail.B et al. Ann Pathol 2014; 34:258-265)

METODOLOGIA

Orientação :

O **gargalo** estreito em forma de funil olha para dentro e para cima. Há uma luz na extremidade.

Os clipes são frequentemente colocados sobre a **artéria cística** e o **limite ductal cístico.**

A superfície não peritonealizada da vesícula biliar corresponde à sua parte superior, adjacente ao fígado.

O **fundo vesicular** é grande, inchado e cego; está orientado para a frente e para fora.

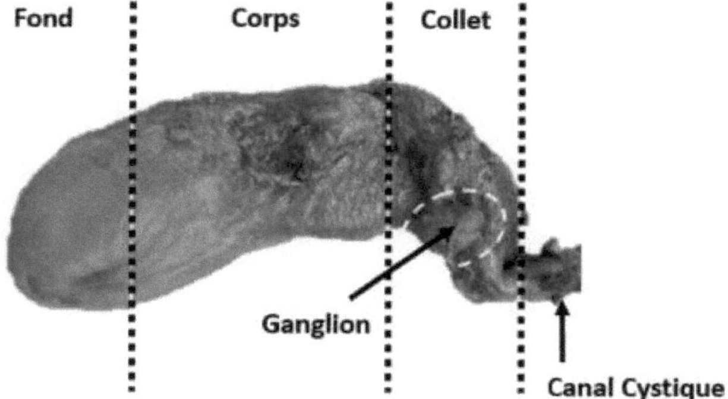

Figura 2: orientação da vesícula biliar

Orientar a vesícula biliar e identificar quaisquer **outras estruturas** removidas em bloco: fígado (segmentos IV e/ou V mais frequentemente), canais biliares.

Pesagem da peça de colecistectomia:

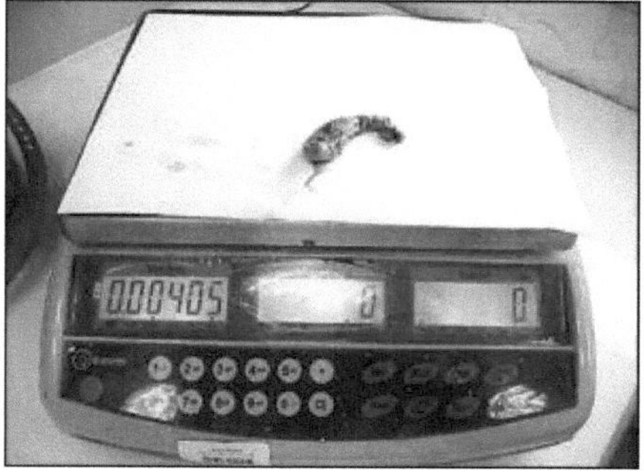

Figura 3: Pesagem da peça de colecistectomia

Medição da vesícula biliar
O comprimento
O maior diâmetro

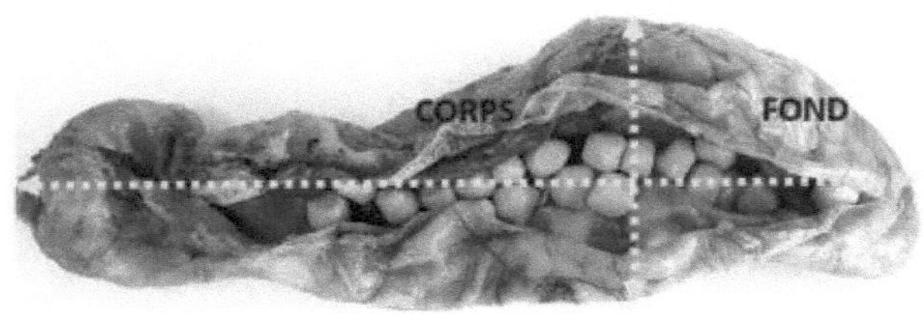

Figura 4: Medidas da vesícula biliar: comprimento e diâmetro maior

Medição de estruturas adjacentes
Comprimento do ducto cístico
Gânglio do pescoço
Fragmento hepático e outros segmentos do ducto biliar, se presentes.
Descrever o estado da vesícula biliar (aberta, fechada, fragmentada, etc.) e o seu
aspeto externo (inflamação, perfuração, aderências).
Coleção :
+ Levy
O limite do ducto cístico em secção transversal)
O gânglio do pescoço, se identificado.
Abrir o **saco** vesicular **longitudinalmente** (com uma tesoura de ponta romba ou
uma tesoura).

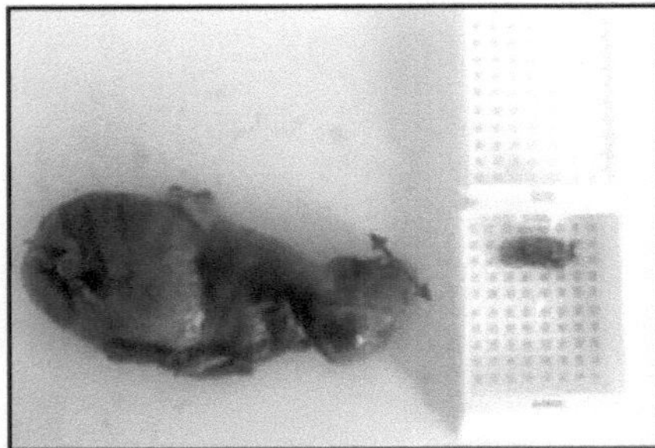

Figura 5: Remoção do colo vesicular

7. cuidadosamente, com um bisturi), a partir da base em direção ao ducto cístico.
Esvaziar o seu conteúdo (bílis, pus, litíase, etc.) e descrevê-lo.

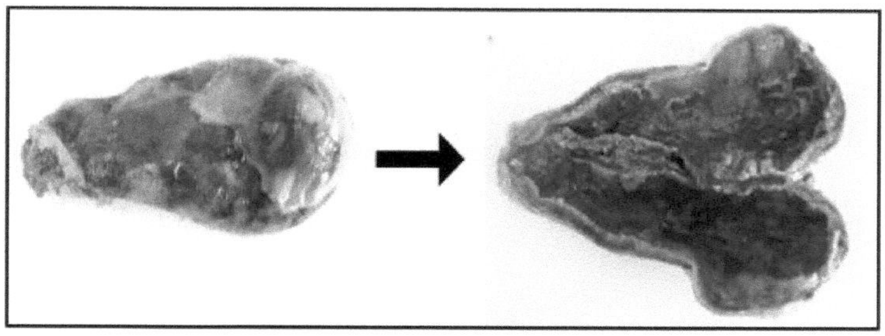

Figura 6: Abertura longitudinal da vesícula biliar

NB: A bílis deve ser esvaziada e a mucosa limpa o mais rapidamente possível após a receção para evitar a corrosão.

Inspecionar a superfície da mucosa e **descrever** quaisquer anomalias inflamatórias ou tumorais.

Cortar a vesícula biliar inteira, em fatias transversais com **3-4 mm** de distância.

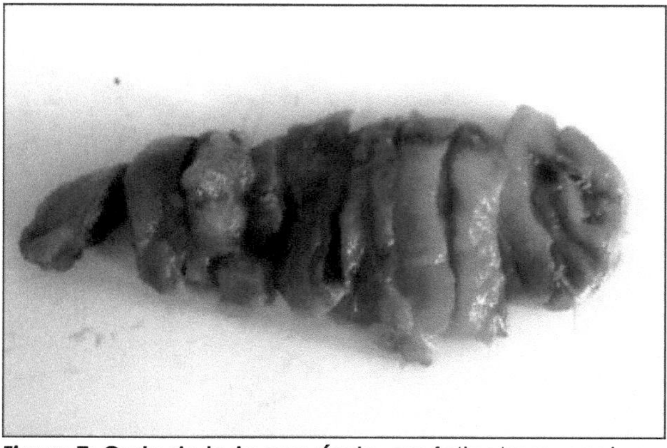

Figura 7: Corte de toda a vesícula, em fatias transversais espaçadas de 3-4 mm.

Selecionar os fragmentos de interesse e colocá-los em cassetes:

Se não existirem anomalias macroscópicas: amostragem sistemática do **corpo** e do **fundo do olho**, geralmente **numa única cassete**, juntamente com o **pescoço** e o **gânglio linfático**.

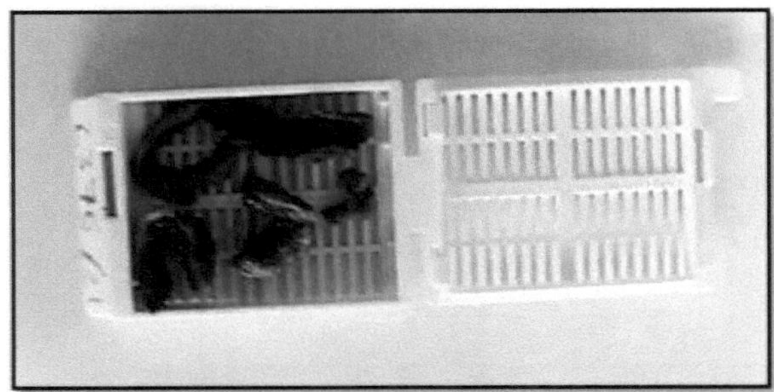

Figura 8: As amostras colhidas da vesícula biliar são colocadas numa cassete.

No caso de anomalias macroscópicas: colher amostras da **lesão** em várias secções perpendiculares à superfície da mucosa, tendo o cuidado de incluir a **margem serosa**.

Em caso de ressecção radical de um cancro vesicular: recolher uma grande amostra para analisar a relação do tumor com o **fígado** e **as vias biliares** e recolher os **bordos hepáticos e biliares**; recolher todos os **gânglios linfáticos regionais.**

RECAPITULAÇÃO: O QUE LEVAR

4 O **bordo cístico**: secção transversal circunferencial (sistemática).

O **nó do pescoço**, se identificado, e quaisquer outros nós que possam ser comunicados individualmente.

Um **corte parcial do corpo e do fundo**, se o aspeto macroscópico for normal/subnormal.

Todas as **lesões focais ou difusas**, suspeitas ou não de malignidade (ulcerações, perfurações, pólipos, espessamento parietal, etc.): cortes transversais múltiplos, tendo o cuidado de visualizar o bordo seroso.

4- Em caso de **ressecção radical de cancro vesicular**: o fígado e as vias biliares comunicadas (tendo o cuidado de visualizar a sua relação com o tumor), os limites destes órgãos e todos os gânglios linfáticos regionais.

4 Se **a displasia ou o carcinoma** forem encontrados incidentalmente no exame microscópico, incluir todos os cortes da secção macroscópica *retrospetivamente*.

-I- A litíase vesicular não será objeto de amostragem.

MATERIAL NECESSÁRIO

1. **Agente de fixação:** O agente de fixação habitual é a formalina tamponada a 10%.
2. **Lâmina de bisturi - faca**
3. **Tesoura**
4. **Fita métrica - Placa Regie**
5. **Cassetes**
6. **Câmara**

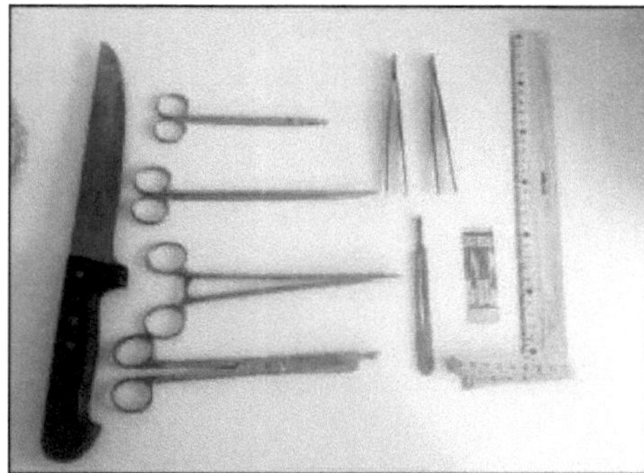

Figura 9: Equipamento necessário para o exame macroscópico da vesícula biliar

CONDIÇÕES E REGRAS DE BOAS PRÁTICAS

A peça cirúrgica é fixada durante 24 horas em formalina tamponada a 10%.

Uma fixação tardia ou deficiente prejudica a qualidade morfológica das secções histológicas. Respeitar a relação entre o volume de tecido e o volume de fixador (1/10).

Todas as peças de colecistectomia devem ser enviadas ao laboratório de anatomia patológica juntamente com uma ficha de informação clínica que descreva a história da doença, os antecedentes do doente, os resultados dos exames práticos paraclínicos e o tratamento instituído.

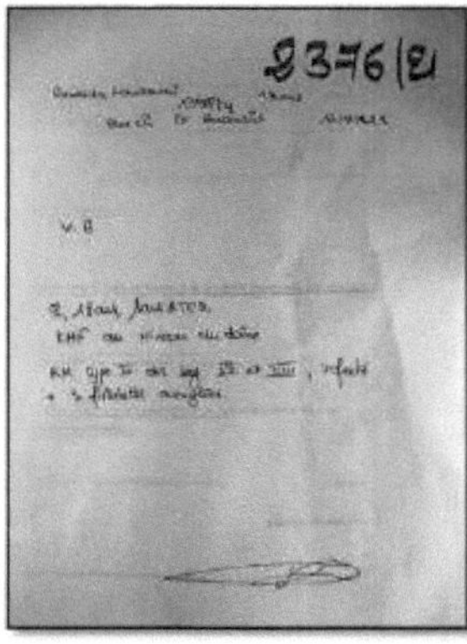

Figura 10: Formulário de pedido de exame anatomopatológico
de uma peça de colecistectomia

CONCLUSÃO

O exame anatomopatológico sistemático de amostras de colecistectomia é utilizado não só para confirmar ou refutar o diagnóstico de colecistite aguda ou crónica suspeitado pelo clínico, mas também para detetar várias lesões benignas, pré-cancerosas ou malignas, na maioria das vezes de origem incidental, que requerem investigação adicional, extensão e tratamento terapêutico adequado.

REFERÊNCIAS

S Prevot. Patologia da vesícula biliar. Ann Pathol 2014; 34, 279-287.

Couvelard VB pâncreas L3 HGE 2014 - Moodle Sorbonne (studylibfr.com).

O contrato de arrendamento. B. Patologia da vesícula biliar. Ann Pathol 2014; 34: 258-265.

PARTE III

EXAME MACROSCÓPICO DE PÓLIPOS DIGESTIVOS

GERAL

Os pólipos colorrectais são lesões macroscópicas, bem circunscritas e localizadas que sobressaem no trato digestivo. Podem ser sésseis ou pedunculados, de tamanho variável, únicos ou múltiplos, de origem epitelial ou não epitelial.

Trata-se de um termo macroscópico que não prejudica a natureza histológica da lesão.

As polipectomias são procedimentos de ressecção diagnóstica e terapêutica. Estão a ser realizadas com maior frequência em resultado do rastreio organizado do cancro colorrectal e da melhoria das técnicas endoscópicas de intervenção.

O tratamento de um pólipo colorrectal depende de um exame anatomopatológico rigoroso.

LEMBRETE ANATÓMICO

Pólipos pediculares: ligados à mucosa por um pé alongado que é mais comprido do que largo **(Figura 1)**.

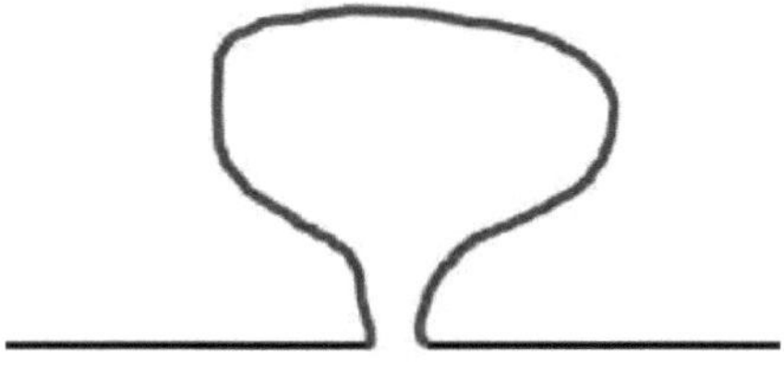

Figura 1: Representação esquemática de um pólipo pediculado.

Pólipos sésseis: etales com uma base de implantação larga **(Figura 2)**.

Figura 2: Representação esquemática de um pólipo séssil

METODOLOGIA

A- Descrição do pólipo :

Cor :

Forma: Sureleve   PlatExcave

Superfície : Lisa   Nodular Villiforme   Granular

Configuração (base de inserção) :   Séssil   Pedículo

Ulceração: Presente   Ausente

Orientação do pólipo

As amostras de polipectomia devem ser orientadas antes do corte, para determinar as suas diferentes partes constituintes.

Pólipos pediculares: são constituídos por uma cabeça, um pedículo e uma base de inserção (Figura 3).

Pólipos sésseis: são constituídos por uma cabeça e uma base de inserção larga.

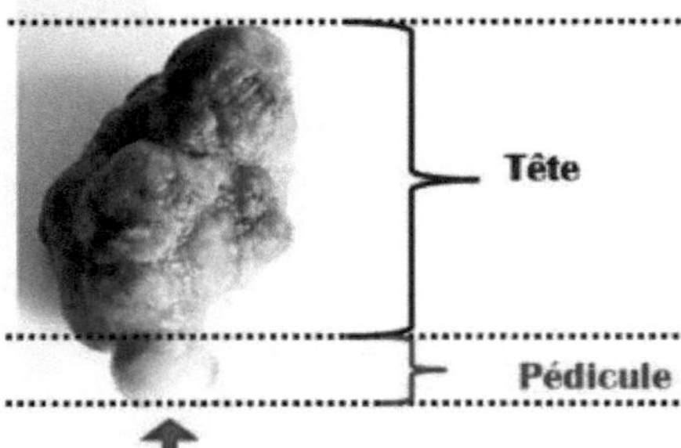

Base de inserção

Figura 3: Os diferentes componentes de um pólipo pediculado.

C. Medição do pólipo :

É utilizada uma régua plana para medir as diferentes estruturas do pólipo **(Figura 4)**.

∧ Diâmetro do pólipo

∧ Comprimento do pedículo, se presente

∧ Diâmetro da base de inserção do pólipo.

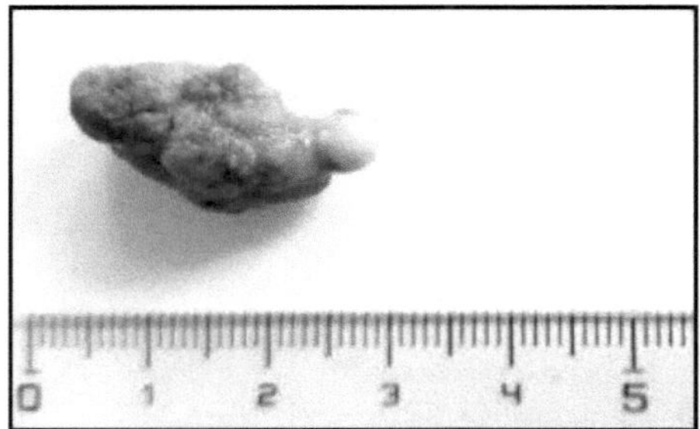

Figura 4: Medição do pólipo pedicular com uma régua plana.

Marcação: a base da inserção do pólipo **é marcada** com tinta da china **(Figura 5)**. De facto, a marcação é facultativa, uma vez que os limites da ressecção são muitas vezes facilmente identificáveis ao microscópio pelas alterações tecidulares induzidas pela cauterização.

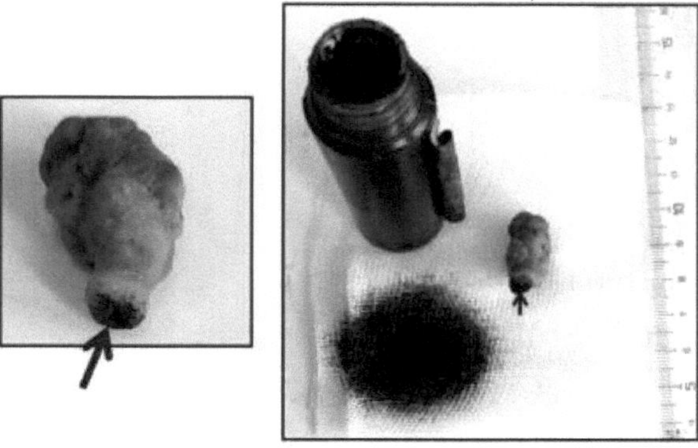

Figura 5: Tinta da base de inserção do pólipo com tinta da china.

Secções macroscópicas (Figura 6)
Pólipos sésseis :
<5 mm: incluídos na sua totalidade, tal como se encontram, sem qualquer corte. A inclusão em bloco é efectuada ao longo do eixo sagital do pedículo e o pólipo é cortado em série.

>5mm: cortes em série com intervalos de 3-4mm

Pólipos Pedículos
<10mm de diâmetro: cortar através do pedicelo

>10 mm de diâmetro: dissecar cada lado do pedículo e cortar o resto a intervalos de 3 a 4 mm.

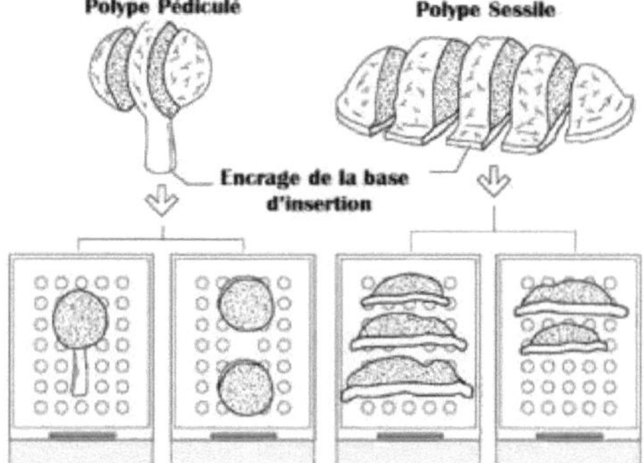

Figura 6: Protocolo para a gestão macroscópica de pólipos sésseis e pedículos https://www.rcpa.edu.au/Manuals/Macroscopic-Cut-Up-Manual/Gastrointestinal/Colorrectal/Colorrectal-polipo

Colocação dos fragmentos em cassetes: é essencial incluir todo o pólipo.

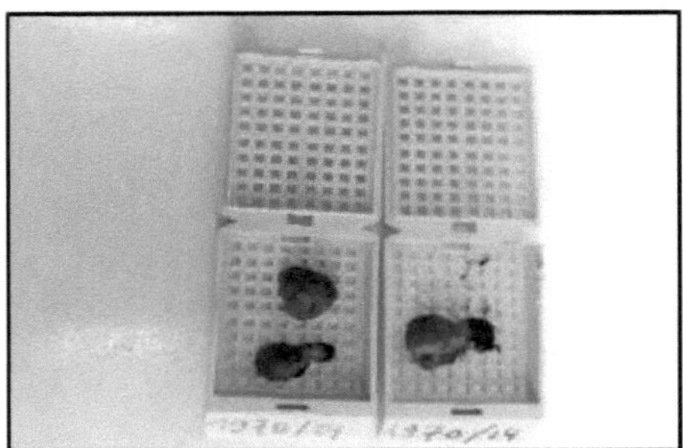

Figura 7: O pólipo dissecado é colocado em duas cassetes e totalmente incluído.

Ficha de Descrição Macroscópica :

É desejável a criação de uma **ficha de descrição macroscópica** específica para os pólipos digestivos **(Figura 8)**, uma vez que fornece uma descrição exaustiva que pode ser incorporada no relatório patológico em associação com a descrição histológica. A ficha de descrição inclui informações clínicas, endoscópicas e macroscópicas sobre as amostras de polipectomia.

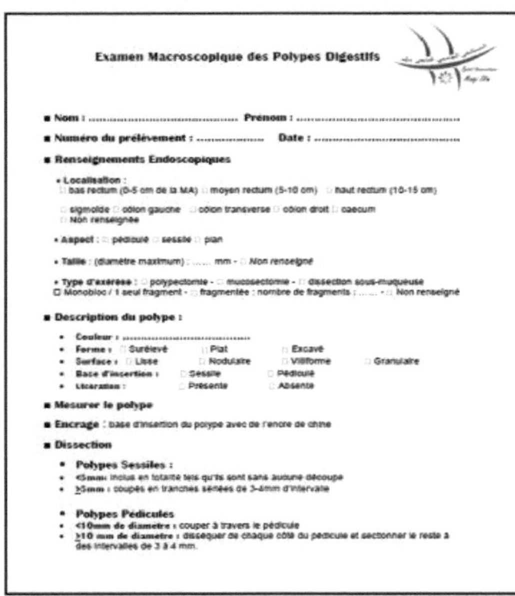

Figura 8: Descrição macroscópica dos pólipos digestivos.

G. Fotografias :

Os pólipos encontrados podem ser fotografados para efeitos de documentação do caso. As fotografias podem ou não ser incluídas no relatório final.

EQUIPAMENTO NECESSÁRIO (Figura 9)

Agente de fixação: O agente de fixação habitual é a formalina tamponada a 10%.
Tinta da China
Lâmina de bisturi
Placa de registo
Cassetes
Câmara

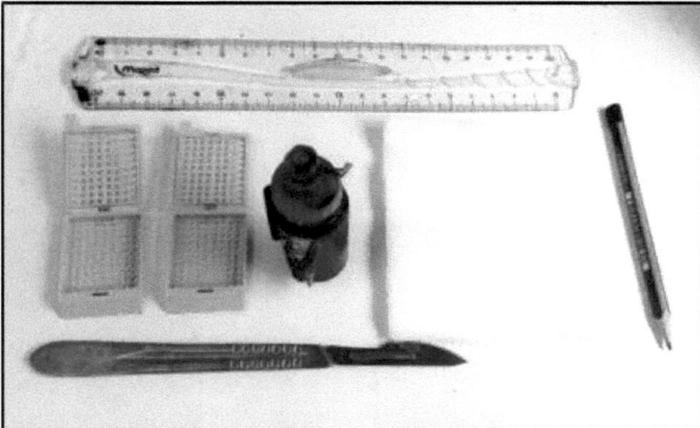

Figura 9: Equipamento necessário para o tratamento macroscópico dos pólipos gastrointestinais.

CONDIÇÕES E REGRAS DE BOAS PRÁTICAS

Os pólipos digestivos são fixados em formalina tamponada a 10%.

Uma fixação tardia ou deficiente pode alterar a qualidade morfológica das secções histológicas. É importante respeitar o rácio entre o volume de tecido e o volume de fixador (1/10).

Todos os pólipos digestivos devem ser enviados para o laboratório de patologia com uma **ficha de informação clínica (Figura 9)**. Esta ficha deve incluir a história da doença, os antecedentes do doente, os resultados dos exames paraclínicos efectuados e os dados endoscópicos.

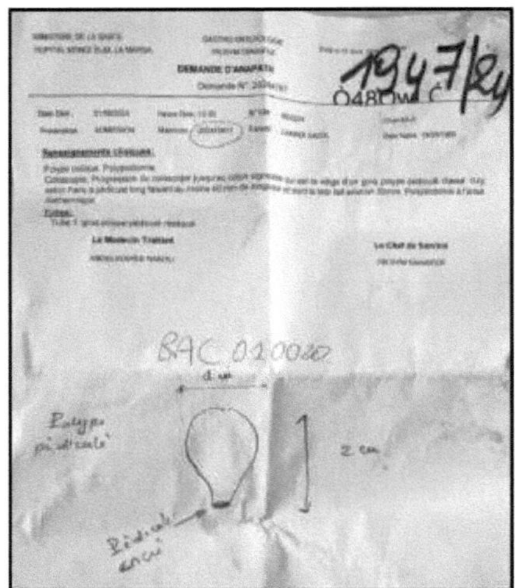

Figura 10: Ficha de informação clínica que acompanha a peça de polipectomia

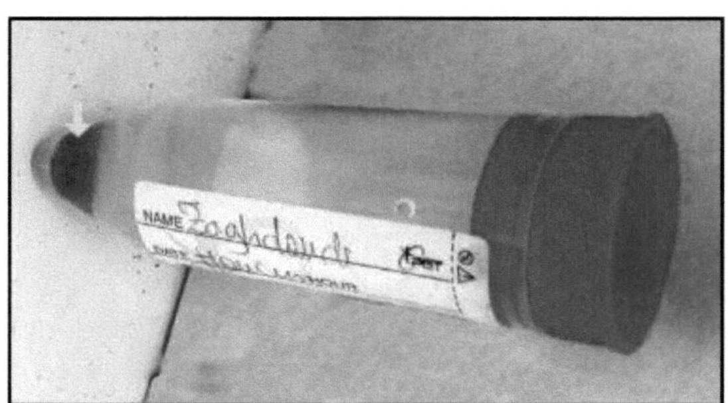

Figura 11: Amostra de polipectomia (seta) num frasco rotulado, fixada com formalina tamponada a 10%

CONCLUSÃO

- Em conclusão, a gestão macroscópica dos pólipos digestivos desempenha um papel crucial na avaliação exacta das caraterísticas histológicas.

Através da utilização de instrumentos especializados e da realização de cortes finos, é possível examinar as amostras em pormenor, permitindo uma avaliação precisa do grau de displasia e a deteção de uma eventual progressão cancerígena.

Esta abordagem, baseada numa gestão adequada, contribui para decisões terapêuticas mais bem informadas e para a melhoria dos resultados clínicos.

REFERÊNCIAS

https://www.pathologyoutlines.com/topic/colontumorfeaturestoreport.html
https://fr.slideshare.net/slideshow/grossing-of-colorectal-specimens/75397463
https://www.rcpa.edu.au/Manuals/Macroscopic-Cut-Up-

Manual/Gastrointestinal/Colorectal/Colorectal-polyp

Manual de Patologia Cirúrgica 3ª Edição por Susan C. Lester MD PhD

Brown I, Bourke M, Ackland S, Eckstein R, Hawkins N, Hicks S, Hunter A, Kneebone A, Ruszkiewicz A e Yeong ML. *Polypectomy and local resections of the colorectum structured reporting protocol*, The Royal College of Pathologists of Australasia, Surry Hills, NSW, 2013.

PARTE IV

GESTÃO MACROSCÓPICA DE UMA AMOSTRA DE RESSECÇÃO INTESTINAL ENXERTADA NÃO TUMORAL ANATOMIA DO INTESTINO DELGADO

Intestino delgado:

Segmento proximal do intestino

Pequeno calibre, diminuindo de 4 para 2 cm da extremidade proximal para a distal

Função: principalmente responsável pela digestão e absorção dos alimentos.

Diferentes segmentos (proximal - distal) :

Duodeno (20-25 cm)

Jejuno (2,4 m)

Íleo (3,6 m)

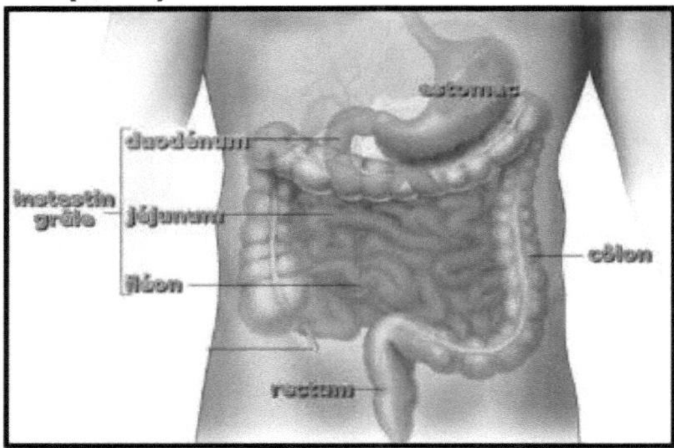

Figura 1: Anatomia do intestino grosso

Intestino grosso: definição e explicações (aquaportail.com)

Critérios de orientação :

O duodeno é orientado pela cabeça do pâncreas, que está frequentemente associada ao duodeno e que enquadra a partir do exterior.

No caso de ressecção ileocólica, o íleo é orientado através do c^cum, da válvula de Bauhin e até do apêndice, se presente.

No caso de outra ressecção segmentar, se o cirurgião não identificar previamente as extremidades, o segmento não pode ser orientado.

METODOLOGIA

A- Descrição da peça :

0 **Medição** do provete

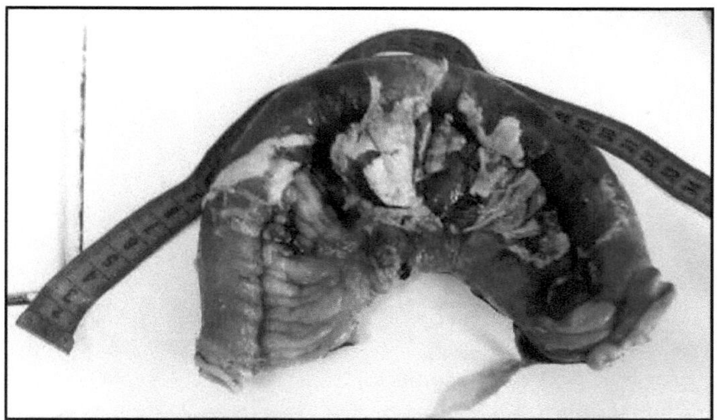

Figura 2: Medição da secção de ressecção intestinal com uma fita métrica

0 **Pesagem da peça de trabalho**
0 **Descrição do** provete :
Principais lesões e
Lesões associadas (pólipo, apêndice...)
Atenção: qualquer que seja a indicação, deve ser sempre procurada uma lesão tumoral associada.

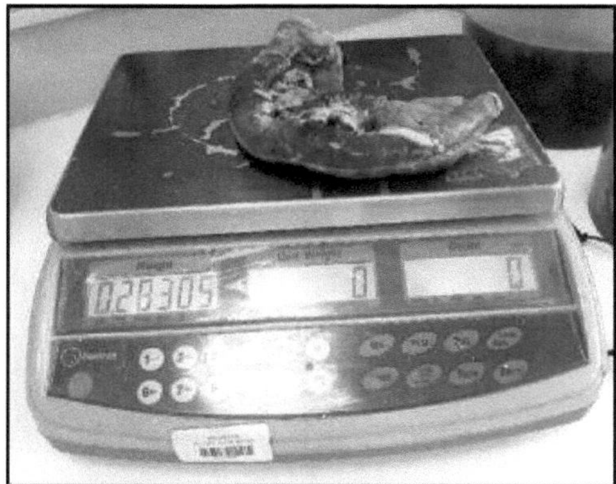

Figura 3: Pesagem da peça de ressecção intestinal enxertada

B- Limite de amostragem :
Limites longitudinais :
Após a fixação (24-48 horas), os bordos longitudinais são removidos separadamente.

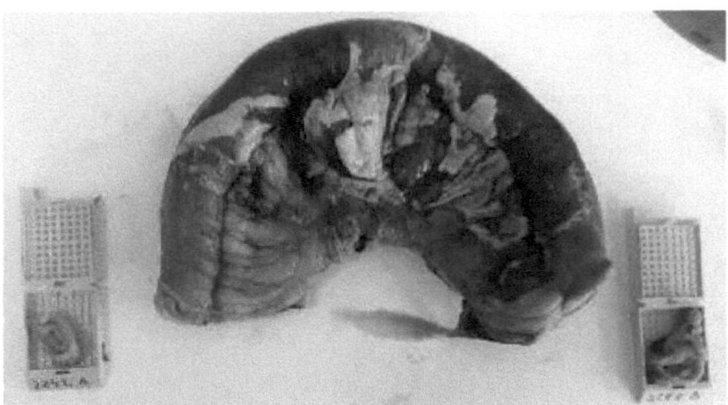

Figura 4: Remoção dos dois limites longitudinais da ressecção cirúrgica

Pedículo vascular proximal (raiz do mesentério)

Remover a raiz do mesentério e várias secções do pedículo vascular em caso de suspeita de lesão isquémica

C- Seleção das amostras :

Corte transversal de toda a peça em **fatias macroscopicamente serrilhadas**, a fim de identificar e remover as lesões mais relevantes para o diagnóstico. Especificar a sua relação (distância) com os **limites da exérese**.

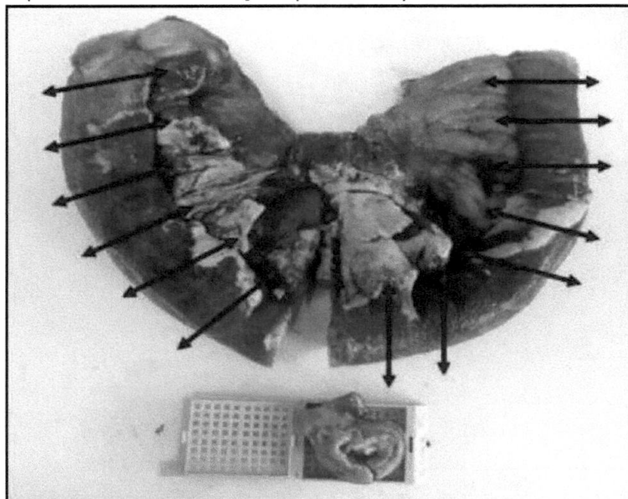

Figura 5: Cortes seriados macroscopicamente e remoção das lesões mais relevantes

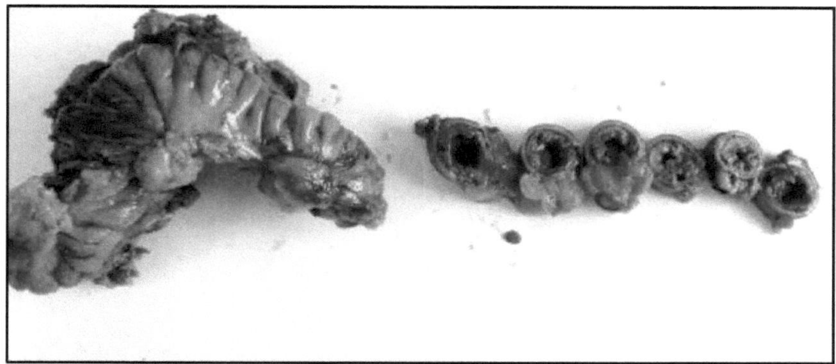

Figura 6: Corte macroscópico em série de uma ressecção ileocecal para a doença de Crohn

D- Amostragem ganglionar :

1 ou mais gânglios linfáticos por cassete sem pesquisa exaustiva na ausência de lesões tumorais associadas.

O QUE LEVAR?

Limites longitudinais proximal e distal

Principais lesões :

Amostragem dos diferentes aspectos representativos da lesão

Amostras colhidas na junção lesão/parede sã

Amostragem sistemática de paredes não lesionais

Nódulos: 1 ou mais gg/cassete sem pesquisa exaustiva na ausência de lesão tumoral associada.

Pedículo vascular proximal (raiz do mesentério) em caso de suspeita de causa isquémica

Outras lesões ou tecidos associados: pólipos, ulcerações, divertículos, apêndice, etc.

MATERIAL NECESSÁRIO

Agente de fixação: O agente de fixação habitual é a formalina tamponada a 10%.

Lâmina de bisturi - faca

Tesoura

Fita métrica - Placa Regie

Cassetes

Câmara

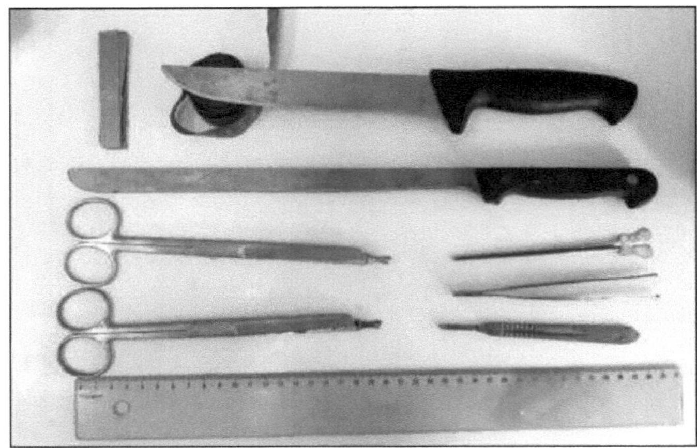

Figura 7: Equipamento necessário para o processamento macroscópico de amostras de ressecção intestinal

Exemplo 1:

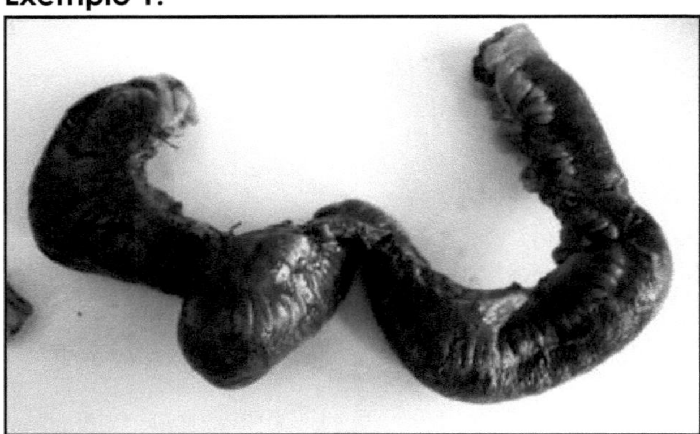

Figura 8: Necrose isquémica do intestino delgado.

Exemplo 2:

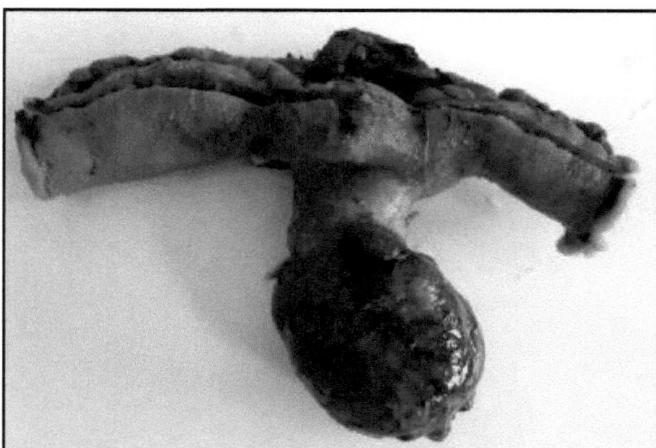
Figura 9: Divertículo de Meckel

CONDIÇÕES E REGRAS DE BOAS PRÁTICAS

A peça cirúrgica é fixada durante 24 a 48 horas em formalina tamponada a 10%.
Uma fixação tardia ou deficiente prejudica a qualidade morfológica das secções histológicas. Respeitar a relação entre o volume de tecido e o volume de fixador (1/10).

Todas as peças de ressecção intestinal devem ser enviadas para o laboratório de anatomia patológica juntamente com uma ficha de informação clínica que descreva a história da doença, os antecedentes do doente, os resultados dos exames práticos paraclínicos e o tratamento que está a ser administrado.

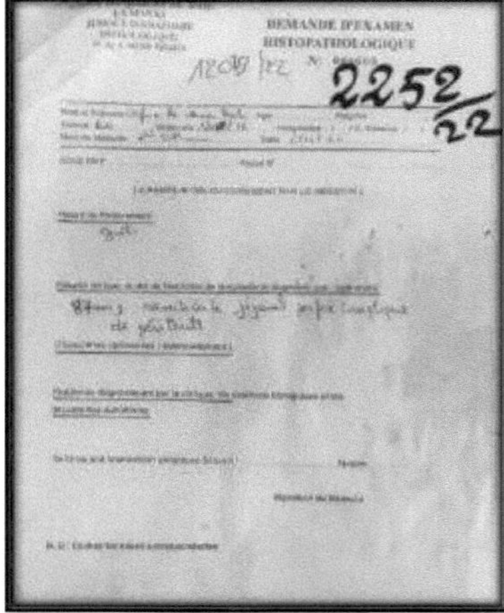
Figura 10: Ficha de informação clínica que acompanha a peça de ressecção intestinal da vesícula biliar recebida pelo laboratório de patologia

CONCLUSÃO

O exame macroscópico das amostras de ressecção intestinal enxertadas contribui para a gestão dos doentes, avaliando o prognóstico e definindo critérios importantes para a prescrição de qualquer tratamento pós-operatório adicional.

REFERÊNCIAS

1. TUBO DIGESTIVO.pdf (uca.ma)
2. Ficheiro de produto 2047.pdf (facmed-univ-oran.dz)

PARTE V
GESTÃO MACROSCÓPICA DE UMA AMOSTRA DE RESSECÇÃO INTESTINAL COM ENXERTO DE TUMOR
ANATOMIA DO INTESTINO DELGADO
Intestino delgado:
Segmento proximal do intestino

Pequeno calibre, diminuindo de 4 para 2 cm da extremidade proximal para a distal

Função: principalmente responsável pela digestão e absorção dos alimentos.

Diferentes segmentos (proximal - distal) :
Duodeno (20-25 cm)

Jejuno (2,4 m)

Íleo (3,6 m)

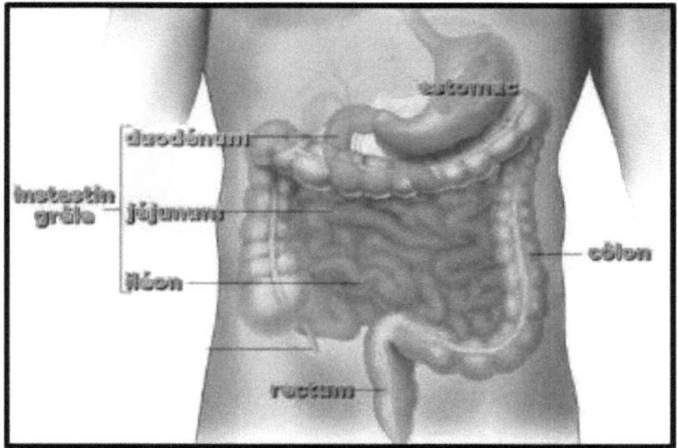

Figura 1: Anatomia do intestino grosso
Intestino grosso: definição e explicações (aquaportail.com)

D. Critérios de orientação :
O duodeno é orientado pela cabeça do pâncreas, que está frequentemente associada ao duodeno e que enquadra a partir do exterior.

No caso de ressecção ileocólica, o íleo é orientado através do c^cum, da válvula de Bauhin e até do apêndice, se presente.

No caso de outra ressecção segmentar, se o cirurgião não identificar previamente as extremidades, o segmento não pode ser orientado.

METODOLOGIA
Descrição e amostras da peça :
Descrição :
Comprimento do provete
Pesagem da peça de trabalho

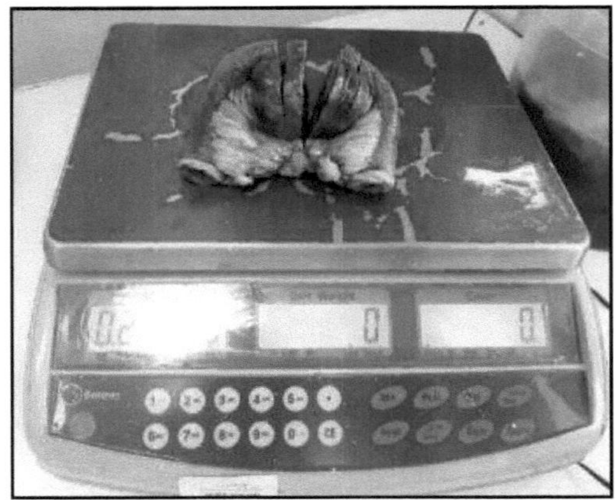

Figura 2: Peso da amostra de ressecção intestinal enxertada com tumor

Lesão principal: Aspeto, tamanho, relação com os limites
Lesões associadas
Todas estas informações podem ser resumidas na **folha macroscópica.**

Coleção:

Limites longitudinais: a tomar separadamente

Tumor: Secções macroscópicas em série do tumor e do meso adjacente, a fim de selecionar os níveis de secção mais representativos do tumor, particularmente **nas áreas de infiltração máxima** (3 a 5 níveis na zona tumoral), junção tumoral/não-tumoral.

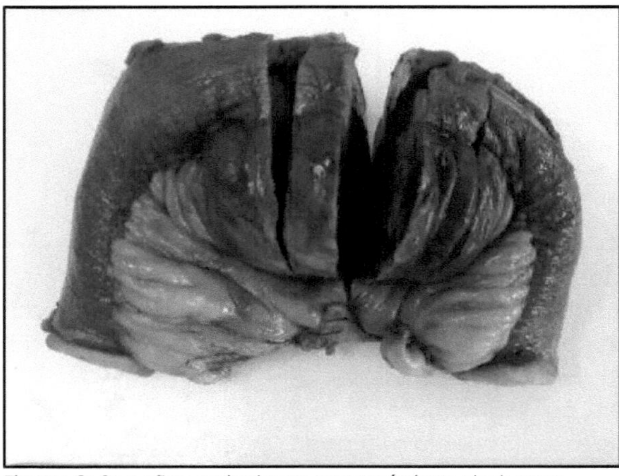

Figura 3: Secções seriadas macroscópicas do tumor

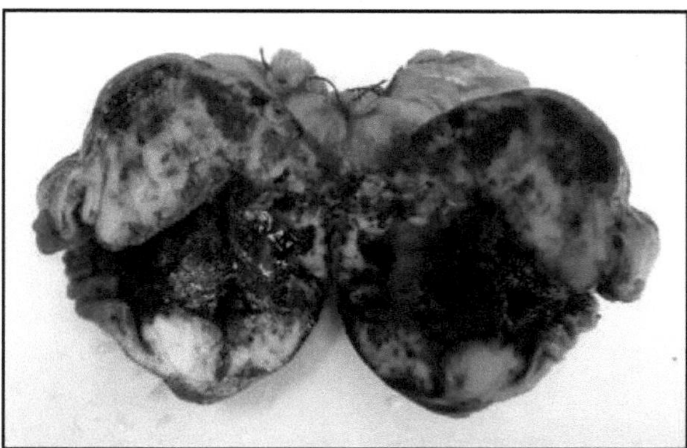

Figura 4: Após secções macroscópicas do tumor, descreve-se o seu aspeto: neste caso, o tumor é esbranquiçado com desenvolvimento sub-mucoso e é o local de alterações hemorrágicas significativas.

Nódulos peri-tumorais: 1 nódulo/cassete e 1 nódulo tumoral/cassete

Lesões associadas.

O que recolher

Limites longitudinais proximal e distal

Tumor principal: níveis máximos de infiltração do tumor e junção tumor/não-tumor (ou seja, **3** a **5** níveis de corte)

Nódulos: pesquisa meticulosa de todos os nódulos, inclusão de todos se macroscopicamente não tumorais ou de parte se tumorais, Igg/cassete. Se o número de gânglios linfáticos for inferior a 12 ou 8, repetir a secção com ou sem a ajuda de técnicas complementares.

Lesões associadas: pólipos, ulcerações, divertículos, apêndice, etc.

MATERIAL NECESSÁRIO

Agente de fixação: O agente de fixação habitual é a formalina tamponada a 10%.

Lâmina de bisturi - faca

Tesoura

Fita métrica - Placa Regie

Cassetes

Câmara

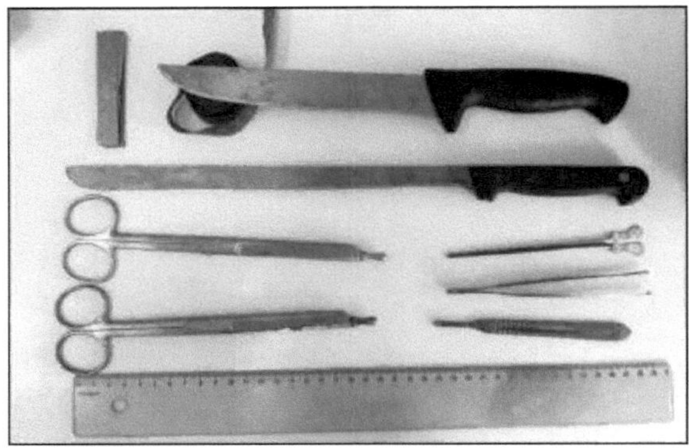

Figura 5: Equipamento necessário para o processamento macroscópico de amostras de ressecção intestinal

CONDIÇÕES E REGRAS DE BOAS PRÁTICAS

A peça cirúrgica é fixada durante 24 a 48 horas em formalina tamponada a 10%.
Uma fixação tardia ou deficiente prejudica a qualidade morfológica das secções histológicas. Respeitar a relação entre o volume de tecido e o volume de fixador (1/10).

Todas as peças de ressecção intestinal devem ser enviadas para o laboratório de anatomia patológica juntamente com uma ficha de informação clínica que descreva a história da doença, os antecedentes do doente, os resultados dos exames práticos paraclínicos e o tratamento que está a ser administrado.

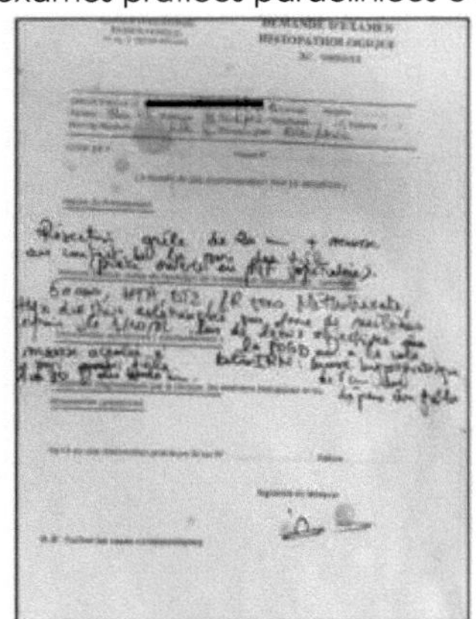

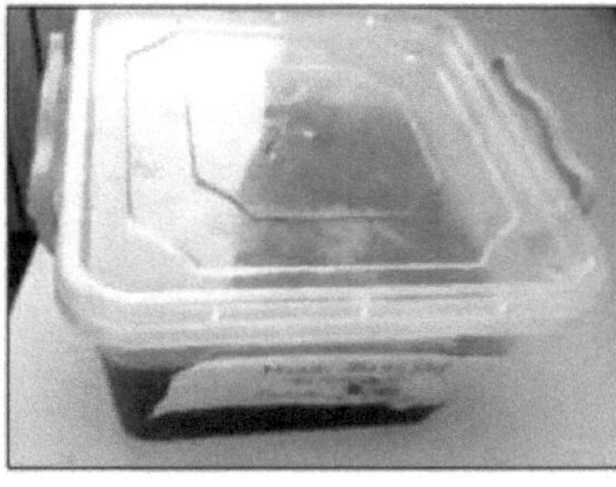

Figura 6: Ficha de informação clínica que acompanha a amostra de ressecção intestinal do enxerto tumoral

CONCLUSÃO

O exame macroscópico das amostras de ressecção intestinal enxertadas contribui para a gestão dos doentes, avaliando o prognóstico e definindo critérios importantes para a prescrição de qualquer tratamento pós-operatório adicional.

REFERÊNCIAS

TUBE-DIGESTIF.pdf (uca.ma)
productfile 2047.pdf (facmed-univ-oran.dz)

PARTE VI

FICHA TÉCNICA:
GESTÃO MACROSCÓPICA DE PEÇAS DE GASTRECTOMIA

ANATOMIA DO ESTÔMAGO

O estômago é um órgão intra-peritoneal situado na parte central anterosuperior esquerda do abdómen.

Segue o **resófago** ao nível da cárdia e termina ao nível do esfíncter do piloro, **continuando no duodeno.**

Tem a forma de um J, com uma pequena curva superior côncava e uma grande curva inferior convexa.

Tem 4 regiões principais: a cárdia, o fundo, o corpo e o antro (região antropilórica).

O **epiploon maior** é fixado ao longo da curvatura maior.

O **epiploon menor** situa-se ao longo da curvatura menor.

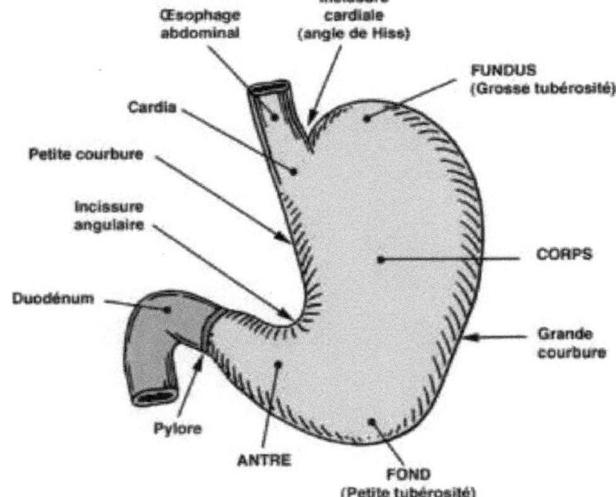

Figura 1: Anatomia do estômago

Anatomia do estômago - Serviço de Cirurgia Geral e Digestiva, Hopital Saint-Antoine (aphp.fr)

METODOLOGIA

Orientação :

Parte fechada :

Acima: **tubo resofágico** mais estreito

Grande curvatura convexa

Grande epiploon inserido ao nível da grande curvatura

Pequena curvatura côncava

Pequeno epiploon inserido ao nível da curvatura menor

Em baixo: **duodeno**, um tubo mais estreito do que o estômago e frequentemente mais comprido do que o fragmento de esófago.

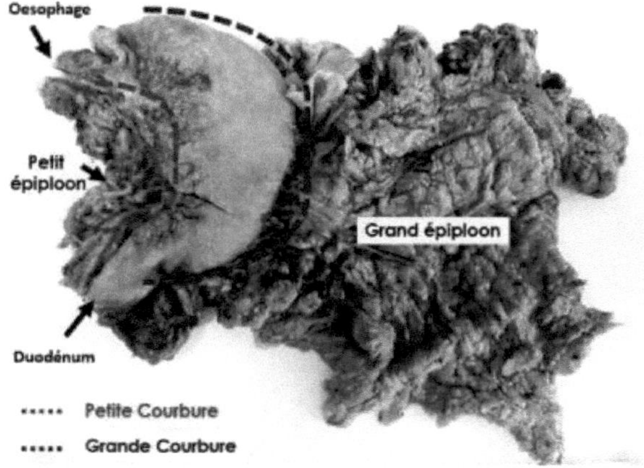

Figura 2: Orientação de uma peça de gastrectomia total
(Fotografia do serviço de anatomia patológica do CHU Mongi Slim La Marsa)

Pesagem e medição da peça de trabalho :
A peça de gastrectomia deve ser pesada
Medições: utilizar uma fita métrica para medir a curvatura menor, a curvatura maior e o segmento resofágico.

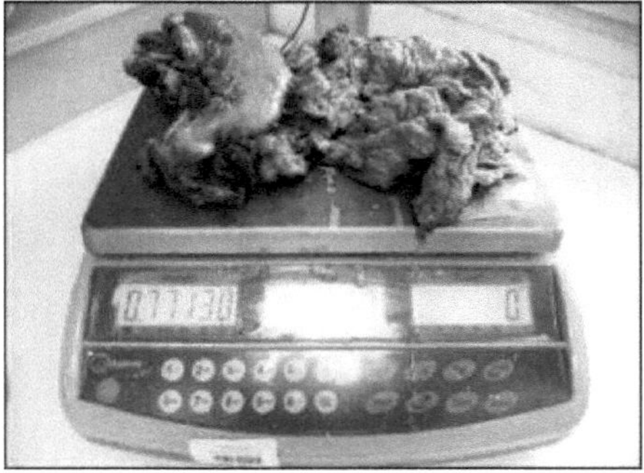

Figura 3: Pesagem de uma amostra de gastrectomia total
(Fotografia do serviço de anatomia patológica do CHU Mongi Slim La Marsa)
Medição da grande curvatura Medição da pequena curvatura

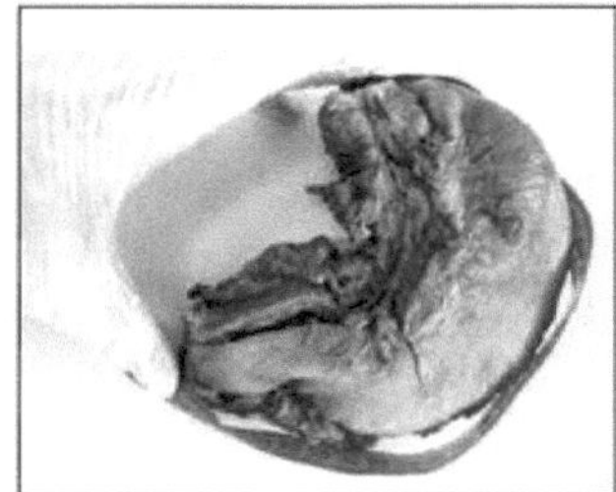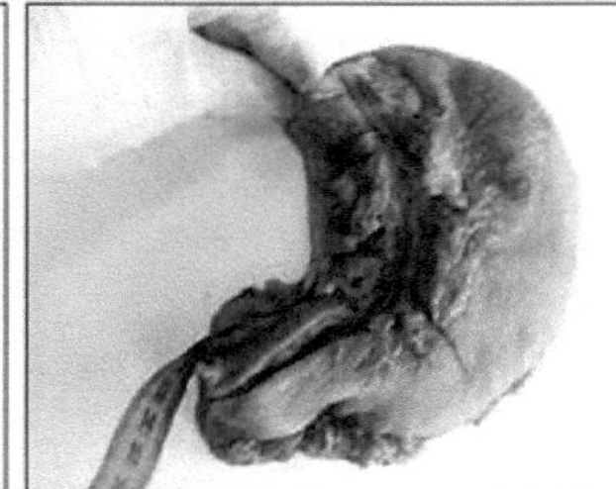

Figura 3 bis: Medidas de uma peça de gastrectomia total (curvatura grande e

pequena
curvatura)
(Fotografia do serviço de anatomia patológica do CHU Mongi Slim La Marsa)

Abertura da sala :

Palpar a peça para localizar a zona do tumor.

Abrir a secção, evitando cortar o tumor, na melhor das hipóteses ao longo da grande curvatura em forma de asa de borboleta, caso contrário ao longo da pequena curvatura.

Tire uma fotografia ou, eventualmente, faça um diagrama com uma legenda.

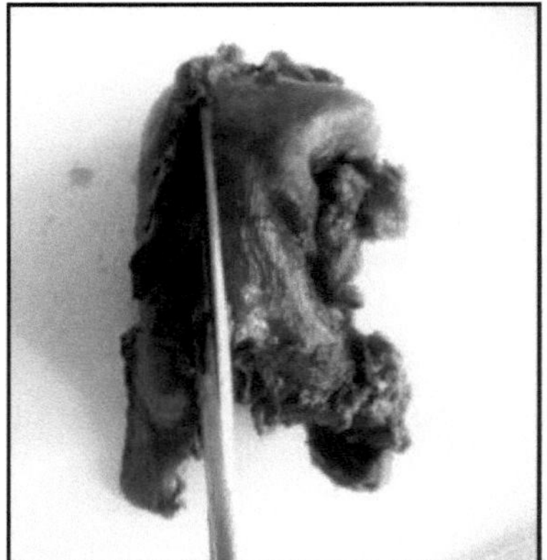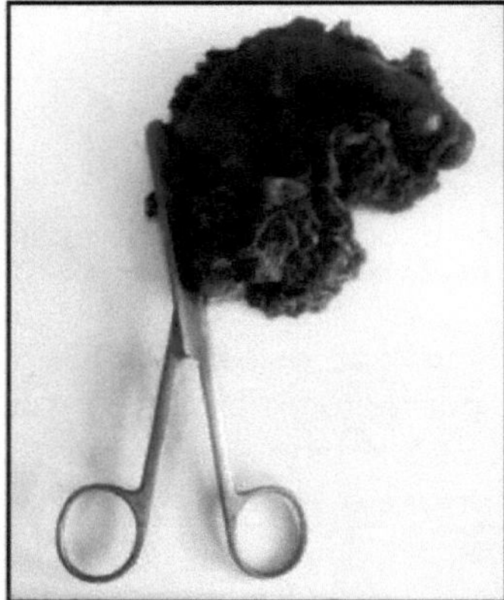

Figura 4: Abertura da secção de gastrectomia total na grande curvatura com uma tesoura
(Fotografia do serviço de anatomia patológica do CHU Mongi Slim La Marsa)

Revisão externa :

Procurar uma **área de perfuração** ou **infiltração da serosa** oposta à área do tumor ou à distância, suspeita na presença de

o Aspeto fosco da serosa

o Retração ou mesmo umbilicação da sereuse.

Enquadramento :

A superfície externa da cárdia se o tumor for reso-cárdico (área não peritonealizada para poder avaliar a margem lateral)

Qualquer área suspeita de infiltração peritoneal;

O limite em caso de suspeita de infiltração.

Amostragem de limites :

Os limites são por vezes enviados extemporaneamente ou são enviados separadamente pelo cirurgião.

Se estiverem cheios de agrafos ou não tiverem sido enviados, serão retirados da sala de operações.

Medir sempre a distância entre o limite mais próximo e o tumor

Gastrectomia total :

Se a distância entre o tumor e o limite > 1cm :
Por vezes é mais fácil remover os bordos resofágicos e duodenais da secção fechada, mas também podem ser removidos da secção aberta.
Remover **todo o limite paralelo** à borda da secção

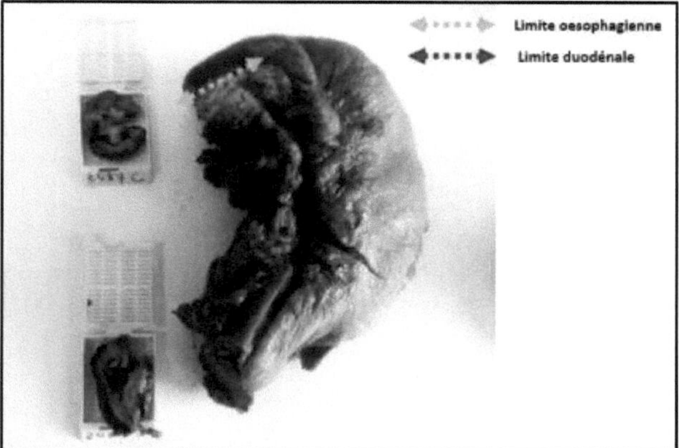

Figura 5: Limites da ressecção cirúrgica numa amostra de gastrectomia total
(Fotografia do serviço de anatomia patológica do CHU Mongi Slim La Marsa)

Se a distância entre o tumor e o limite for inferior a 1 cm:
Na melhor das hipóteses, os limites serão retirados da sala aberta.
Tirar **3 ou 4 fatias perpendiculares** ao contorno (contorno com tinta)
7. Descrição da peça e do tumor :
Descrição da peça :
Tipo de cirurgia (gastrectomia total, gastrectomia distal, reso-gastrectomia, outra)
Comprimento do estômago, resófago e duodeno
Descrição do tumor :
Assento, tamanho, aspeto
% de invasão circunferencial
Presença de uma perfuração
Medição da extensão ao resófago ou ao duodeno
Distância do limite mais próximo
Caso especial de tumores da junção reso-gástrica :
Se EBO (endobraquiesófago): deve ser considerado como um tumor resofágico.
Caso contrário: não existe uma definição consensual (tumor considerado de origem gástrica se a invasão resofágica for **inferior a 2 cm** ou **inferior a 50%** ou se o tumor se desenvolver principalmente no lado gástrico, etc.).
Descrição dos organismos vizinhos :
Baço, cólon transverso, fígado, diafragma, pâncreas, glândulas supra-renais, rins, intestino grosso, ...

Especificar se a infiltração macroscópica é evidente
Remoção do tumor:
0 Fazer uma **série de secções macroscópicas (2-3 mm)**
0 **Incluir** pelo menos 3 níveis que compreendam :
ʃ **Zona de infiltração máxima**
ʃ A relação lesão/mucosa adjacente
ʃ A proporção de **lesões em relação à mucosa resofágica ou duodenal**
ʃ A **relação lesão/órgão vizinho**, se houver suspeita de invasão.
Remoção da mucosa à distância:
- Amostragem sistemática da mucosa à distância para procurar lesões de gastrite.

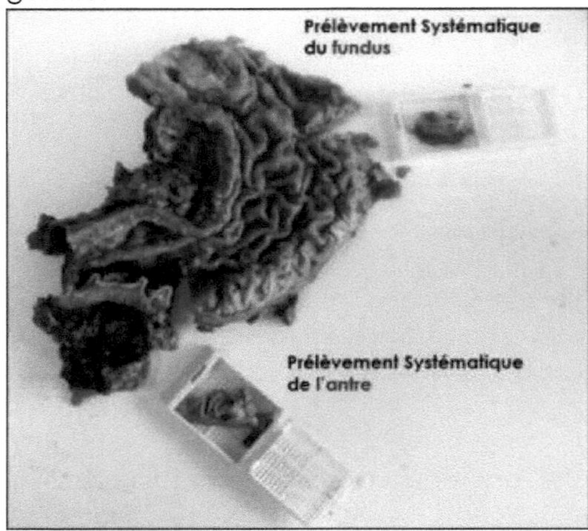

Figura 6: Remoção sistemática do antro e do fundo de uma amostra de gastrectomia total
(Fotografia do serviço de anatomia patológica do CHU Mongi Slim La Marsa)

Procurar lesões associadas:
Procurar e remover lesões associadas (outros locais de tumor, particularmente peritoneais; ulceração e qualquer anomalia da mucosa; pequeno tumor estromal descoberto por acaso; locais de liponecrose).
Amostragem de gânglios linfáticos:
Incluir todos os gânglios linfáticos.
Se um gânglio linfático for macroscopicamente tumoral: é suficiente um corte incluído num único bloco.
Caso contrário, incluir todo o gânglio linfático:
Na melhor das hipóteses, 1 nó por bloco. Pode ser necessário incluir 1 nó.
em vários blocos se for grande
Pode haver vários pequenos nós por bloco se forem incluídos sem serem seccionados (especificar o número de nós por bloco).

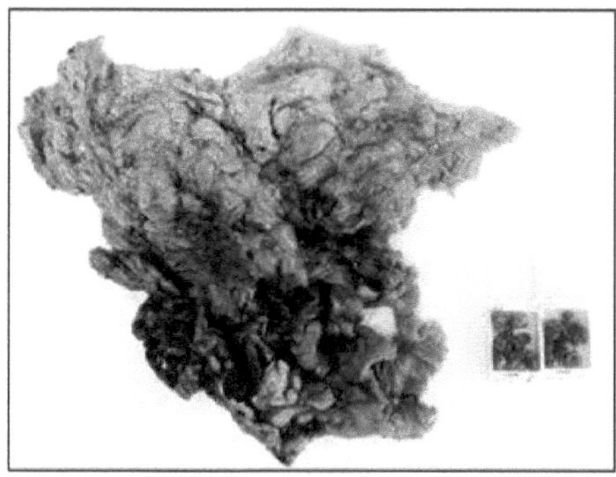

Figura 7: remoção de gânglios linfáticos no epiploon maior
(Fotografia do serviço de anatomia patológica do CHU Mongi Slim La Marsa)

MATERIAL NECESSÁRIO

Agente de fixação: O agente de fixação habitual é a formalina tamponada a 10%.
Lâmina de bisturi - faca
Tesoura
Fita métrica - Placa Regie
Cassetes
Câmara

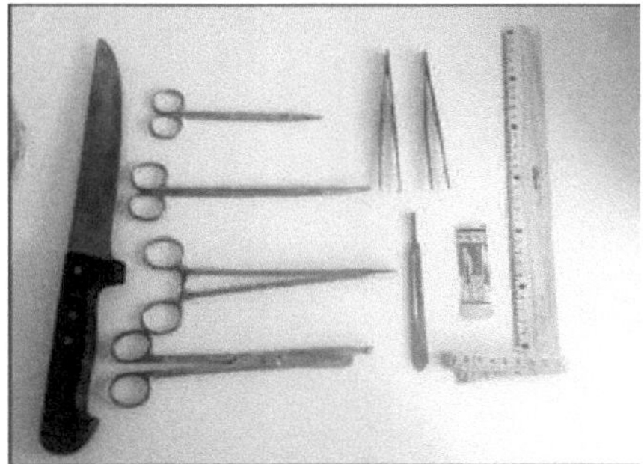

Figura 8: Equipamento necessário para a gestão macroscópica de amostras de gastrectomia tumoral
(Fotografia do serviço de anatomia patológica do CHU Mongi Slim La Marsa)

CONDIÇÕES E REGRAS DE BOAS PRÁTICAS

A peça cirúrgica é fixada durante 24 a 48 horas em formalina tamponada a 10%.
Uma fixação tardia ou deficiente prejudica a qualidade morfológica das secções histológicas. Respeitar a relação entre o volume de tecido e o volume de fixador (1/10).
Todas as peças de gastrectomia devem ser enviadas ao laboratório de anatomia patológica juntamente com uma ficha de informação clínica que descreva a história da doença, os antecedentes do doente, os resultados dos exames

paraclínicos práticos e o tratamento instituído.

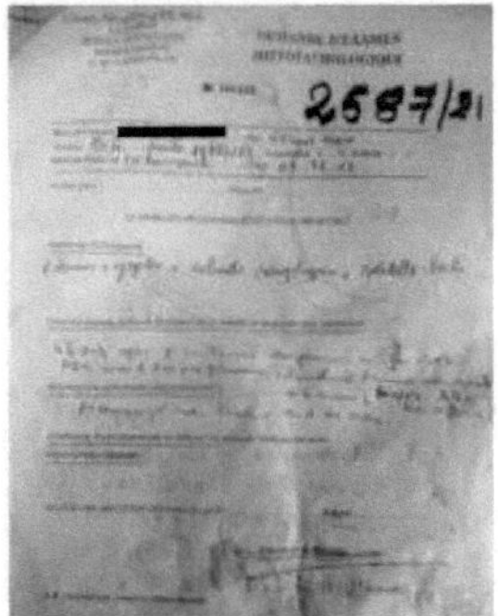

Figura 9: Ficha de informação clínica que acompanha a peça de gastrectomia total
para o laboratório de patologia
(Fotografia do serviço de anatomia patológica do CHU Mongi Slim La Marsa)

CONCLUSÃO

O exame macroscópico das peças de gastrectomia contribui para a gestão dos doentes, avaliando o prognóstico e definindo critérios importantes para a prescrição de qualquer tratamento pós-operatório adicional.

REFERÊNCIAS

productfile 2037.pdf (facmed-univ-oran.dz)

Anatomia do estômago - Serviço de cirurgia geral e digestiva, Hopital Saint-Antoine (aphp.fr)

Anatomia do estômago e do resófago (uca.ma)

PARTE VII

FICHA TÉCNICA: TRATAMENTO MACROSCÓPICO DE UMA AMOSTRA DE ESPLENECTOMIA

INTRODUÇÃO

A patologia esplénica é rara na prática de rotina em comparação com a patologia dos gânglios linfáticos. As principais circunstâncias em que ocorre a esplenectomia são os traumatismos e as chamadas peças de "encontro" após uma cirurgia abdominal complexa. Na maioria dos casos, estas operações não constituem um problema, uma vez que o parênquima esplénico é apenas afetado por lesões hemorrágicas triviais. No entanto, várias patologias podem ser responsáveis pela esplenomegalia, dificultando a análise das amostras. Esta dificuldade deve-se à existência de um vasto leque de lesões que incluem patologia tumoral (linfomas, síndromes mieloproliferativos, tumores vasculares e epiteliais), perturbações funcionais e doenças inflamatórias.

ANATOMIA DO BAÇO

A. Situação geral

■ **Localização**

Intra-peritoneal

Hipocôndrio esquerdo

Sob a cúpula diafragmática

Vascularização

Arterial: **artéria esplénica**, ramo do tronco celíaco

Venosa: **veia esplénica**, ramo da veia porta

B. Anatomia externa

O baço tem a forma de **um tetraedro irregular** e possui :

■ **2 lados :**

Superfície **externa (diafragmática)**: convexa e lisa, contra a cúpula diafragmática

Superfície **interna (hilar)**: relativamente plana, com uma parte central

o **hilo esplénico**

2 arestas :

Bordo **dianteiro**: crenele

Rebordo **posterior**: vertical, espumado e arredondado

2 pólos :

Pólo **superior**

Pólo **inferior (base)**: achatado, triangular, denominado faceta do cólon

C. Aspeto macroscópico

Peso **médio** do baço

Em crianças: 17 g

Adultos: 200 a 250g

Vermelho escuro

Consistência firme

Revestida por **uma CAPSULA fina, densa e essencialmente fibro-elástica**.

A partir desta cápsula, formam-se veias conectivas que se estendem até ao parênquima.

Corte :

o **Polpa branca:** formada por pequenos nódulos esbranquiçados, disseminados, medindo

0,5 a 1 mm

o **Polpa vermelha:** tecido avermelhado que envolve a polpa branca

METODOLOGIA

A. Critérios de orientação:

Superfície exterior (diafragmática) convexa e lisa

Superfície interna (hilar)

Bordo frontal entalhado

Pré-lançamento em bom estado:

NB: Em caso **de suspeita de hemopatia maligna,** a amostra de esplenectomia **deve ser enviada fresca,** imediatamente após a exérese.

Amostras para banco de tumores

Se **se suspeitar de hemopatia maligna, devem ser colhidas várias amostras (pelo menos 2 tubos) para congelação e devem ser tiradas impressões** (lâminas **Superfrost®)** do :

Áreas de lesão do parênquima esplénico

Pelo menos um gânglio linfático no hilo esplénico (no melhor dos casos, o maior)

Se a amostra não puder ser congelada, pode ser conservada em *RNAlater®* (conservante de ácido nucleico) e enviada para a Biblioteca Regional de Referência de Tumores.

Amostragem microbiológica

Em caso de patologia infecciosa, será enviada uma nova amostra para o laboratório de bacteriologia.

Amostras de microscopia eletrónica

Se houver suspeita de doença de sobrecarga, será preservada uma amostra fresca em glutaraldeído para microscopia eletrónica.

Exame externo:

Pesar **e medir o baço**

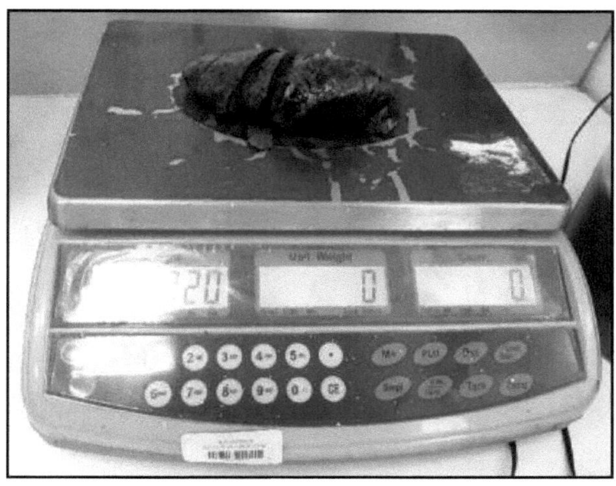

Figura 1: Pesagem da peça de esplenectomia

Exame da cápsula

ʌ Particularmente em casos de traumatismo do baço

Controlo da integridade da cápsula

Procurar **hematoma subcapsular**

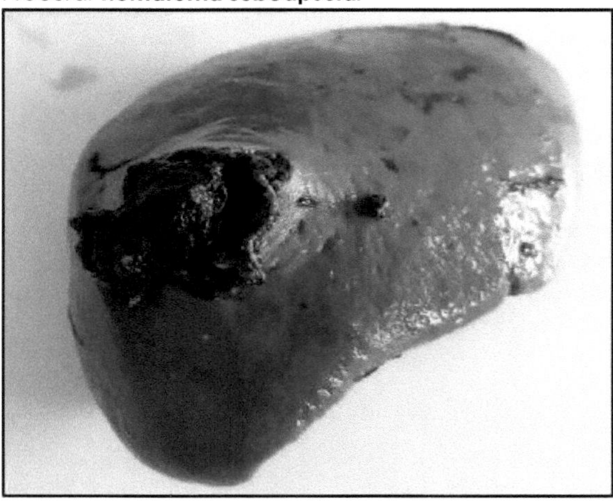

Figura 2: Aspeto macroscópico de uma rutura capsular do baço

Análise do hilo esplénico :

Procurar **ADENOPATAS :**

No interior da gordura do hilo **(nomeadamente em caso de patologia linfoide maligna).**

Que será cobrado **na totalidade.**

Secções macroscópicas :

Os cortes efectuados DEVEM SER FINOS :
Para **uma melhor fixação**
Para uma **análise morfológica óptima**
Os cortes são **perpendiculares ao eixo longo do baço**

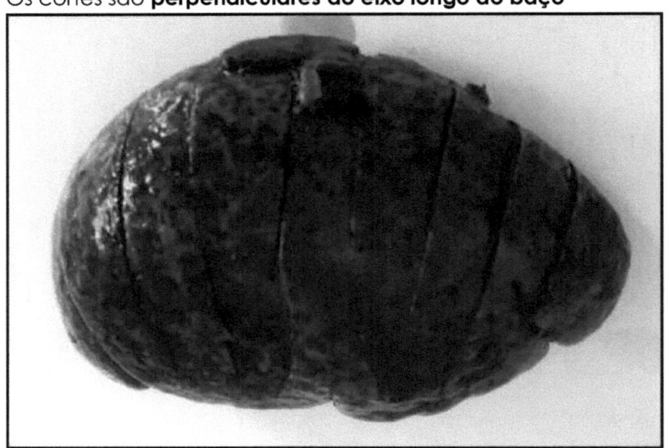

Figura 3: Secções macroscópicas da peça de esplenectomia.

F. Fixação

Dada a abundância de material disponível, **podem ser recolhidas todas as amostras (biblioteca tumoral, impressões, fixação).**

NB: É ESSENCIAL recolher vários fragmentos em formalina tamponada a 10% (qualidade imunohistoquímica, biologia molecular).

G. Descrição da sala, fotografias

Os exames e as amostras serão orientados de acordo com as informações clínicas ESSENCIAIS

Dependendo do contexto clínico

■ **Contexto traumático:** Pesquisa e **descrição:**

Lesões **capsulares** (fratura, hematoma subcapsular)

Lesões **parenquimatosas** (número, localização)

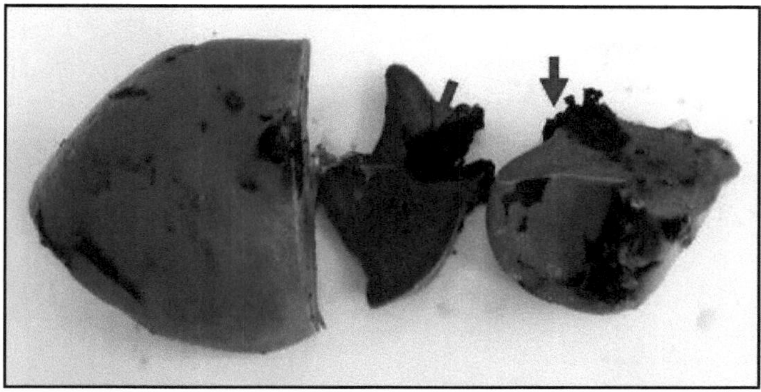

Figura 4: Hematoma subcapsular do baço (setas) (baço traumático)

Em caso de hemopatia maligna
- Procurar por :
Expansão da polpa branca: **= presença de numerosos nódulos disseminadas, esbranquiçadas, de tamanho variável sobre fundo púrpura**
- Especificar:
A natureza homogénea ou não homogénea da expansão
O tamanho dos maiores nódulos se a expansão for heterogénea
A presença ou ausência de focos de necrose.
expansão da polpa vermelha: **= aspeto vermelho e homogéneo do parênquima**

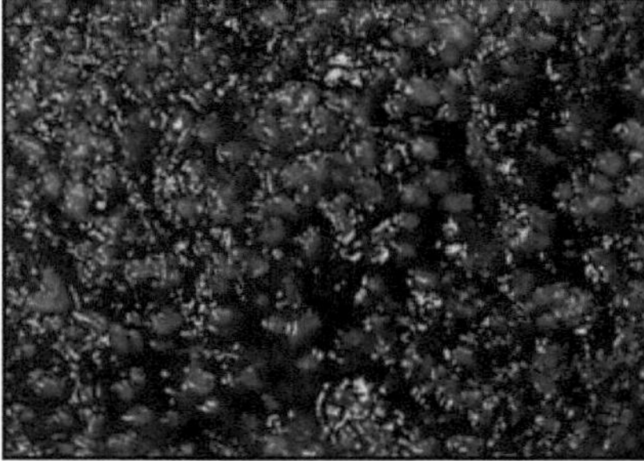

Expansão da polpa branca no linfoma da zona marginal esplénica
linfoma da zona marginal

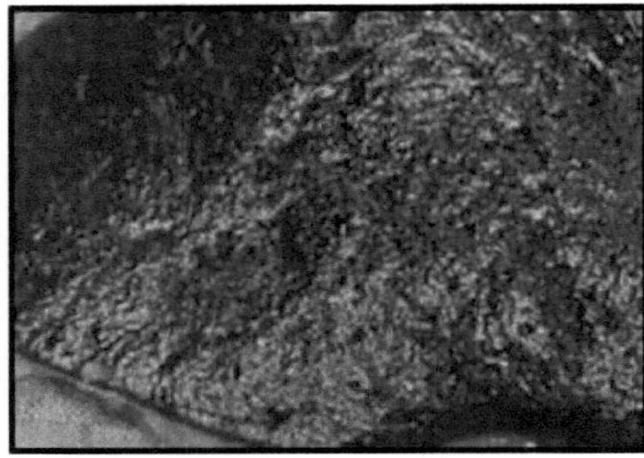

Expansão da polpa vermelha no linfoma de células T

Lesões não hematológicas

Λ Especificar :

Aspeto da lesão (cor, contornos)

Tamanho

Relação com o hilo e a cápsula

H. Recolha de amostras em cassetes. Qual delas escolher?

Em caso de traumatismo e na ausência de qualquer lesão macroscópica suspeita

3 ou 4 fatias em camadas

Incluindo 1 corte envolvendo uma área de hemorragia intra-parenquimatosa

E 1 fatia na zona de transição (baço patológico / baço saudável)

Em caso de hemopatia maligna

- Se a **polpa branca** se expandir

Expansão homogénea :

Pelo menos 5 níveis em nódulos tumorais

Incluindo pelo menos dois que mostrem a relação com a cápsula

Expansão heterogénea :

Vários níveis, dando prioridade aos maiores nódulos ou aos nódulos retrabalhados

2 níveis em nódulos de aspeto homogéneo

Se a **polpa vermelha** se expandir

Um mínimo de 5 pisos

Lesões não hematológicas

Vários níveis de lesão

Um nível que mostra a relação com a cápsula

Pelo menos um nível na zona de transição

Um nível numa zona macroscopicamente saudável

Sem lesões macroscópicas

3 ou 4 cortes escalonados, incluindo 1 envolvendo a cápsula esplénica

Em caso de patologia infecciosa: uma nova amostra será enviada ao laboratório de bacteriologia.

Se houver suspeita de doença de sobrecarga: uma amostra fresca será preservada em glutaraldeído para microscopia eletrónica.

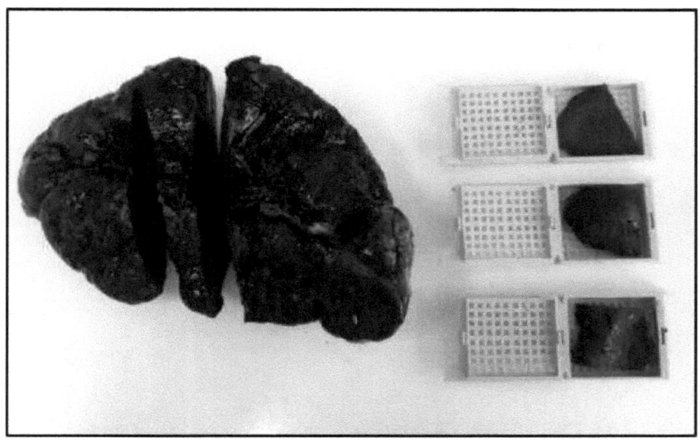

Figura 7: Amostras colhidas de uma amostra de esplenectomia fixa são colocadas em cassetes

O que descrever

A cápsula esplénica
Clarificar a sua integridade
Procurar hematoma subcapsular

O hilo esplénico
Infiltração hemorrágica (em caso de baço traumático)
Presença de gânglios linfáticos (número, tamanho)

Parênquima esplénico

Polpa branca
Em caso de expansão da pasta branca, especificar :
Se é ou não homogéneo
Tamanho dos maiores nódulos

Pasta vermelha
Descrição das lesões macroscópicas
Hematoma (em caso de traumatismo do baço): número, tamanho
Lesão tumoral: tamanho, número, relação com a cápsula e o hilo

MATERIAL NECESSÁRIO
Agente de fixação: O agente de fixação habitual é a formalina tamponada a 10%.
Lâmina de bisturi - faca
Tesoura
Fita métrica - Placa Regie
Cassetes
Câmara

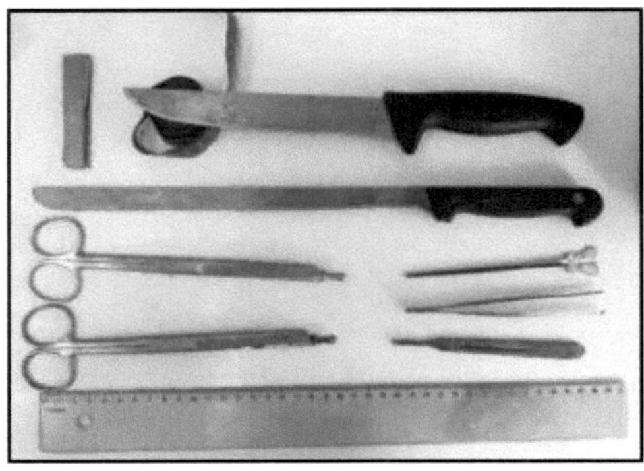

Figura 8: Equipamento necessário para o exame macroscópico

CONDIÇÕES E REGRAS DE BOAS PRÁTICAS

A peça cirúrgica é fixada durante 24 a 48 horas em formalina tamponada a 10%.
Uma fixação tardia ou deficiente prejudica a qualidade morfológica das secções histológicas. Respeitar a relação entre o volume de tecido e o volume de fixador (1/10).

Todas as amostras de esplenectomia devem ser enviadas ao laboratório de anatomia patológica juntamente com uma ficha de informação clínica que descreva a história da doença, os antecedentes do doente, os resultados dos exames práticos paraclínicos e o tratamento instituído.

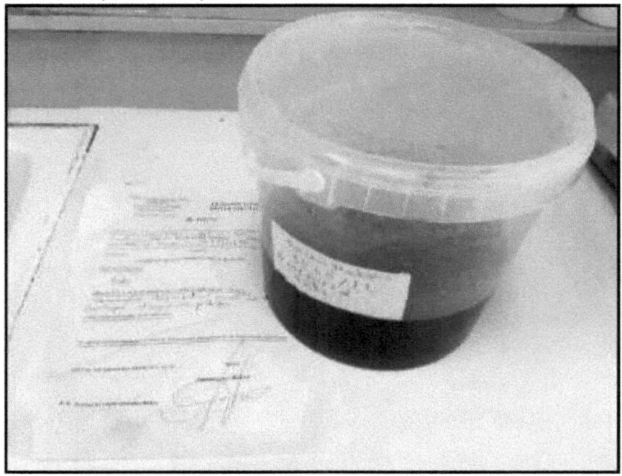

Figura 9: Ficha de informação clínica que acompanha a peça de esplenectomia

EXEMPLOS DE PEÇAS DE ESPLENECTOMIA

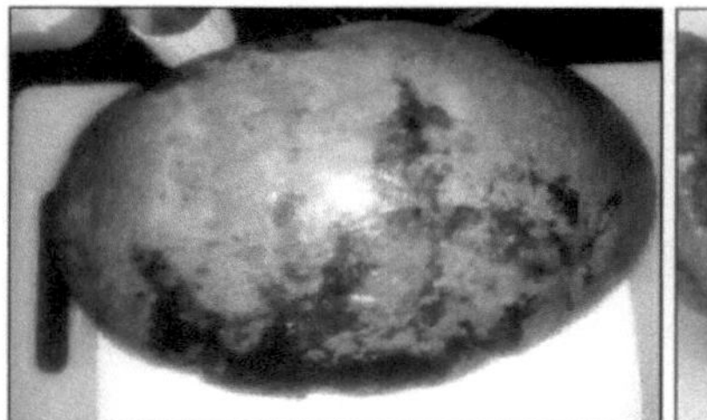 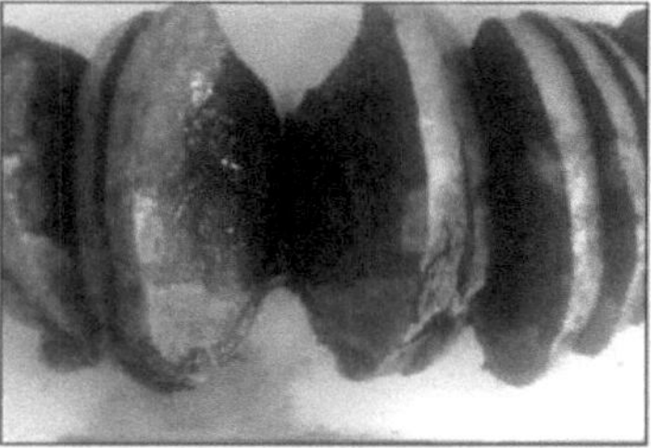

Figura 10: Peça de esplenectomia: Linfoma de células do manto

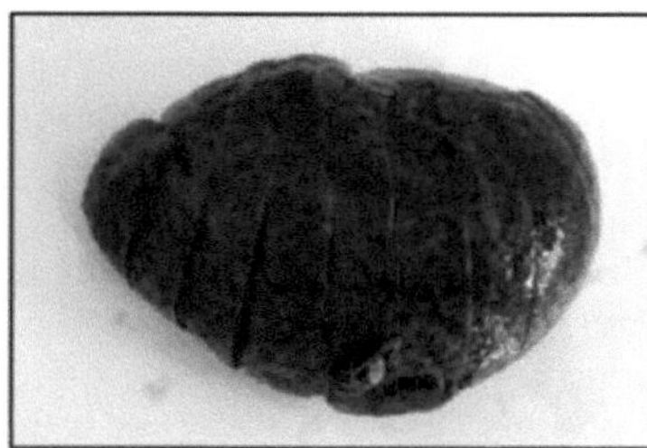 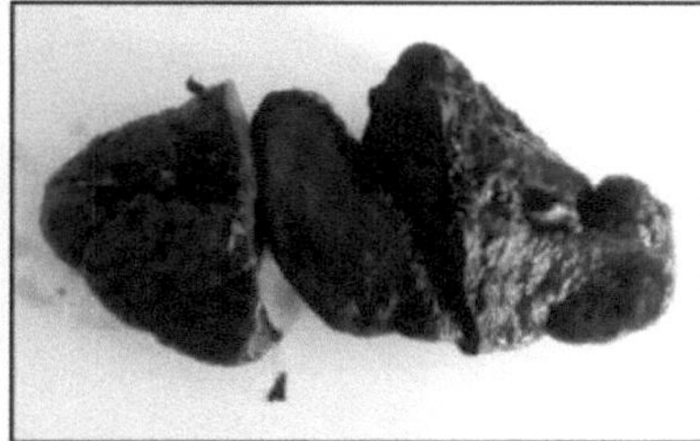

Figura 11: Peça de esplenectomia: Púrpura trombocitopénica idiopática

CONCLUSÃO

O exame macroscópico das amostras de esplenectomia contribui para a gestão dos doentes.

O exame macroscópico das amostras de esplenectomia deve ser metódico e meticuloso.

Uma amostragem adequada da peça de trabalho é essencial para se poder efetuar um diagnóstico definitivo.

REFERÊNCIAS

la-rate-cours.pdf (uca.ma) rate.texte (anat-jg.com) Baço: Anatomia, localização e funções | Kenhub

FICHA TÉCNICA: EXAME MACROSCÓPICO DE UMA PEÇA DE DUODENOPANCREATECTOMIA CEFÁLICA

ANATOMIA DO PÂNCREAS - INFORMAÇÕES GERAIS

Memória anatómica do pâncreas :

O pâncreas é um órgão profundo situado retroperitonealmente à frente dos grandes vasos, que se estende ao longo de um eixo oblíquo para cima e para a esquerda em direção ao hilo esplénico. emeemeCôncavo para trás, envolve a coluna vertebral entre as 12 vértebras torácicas e as 3 vértebras lombares.

O pâncreas é classicamente segmentado em **4 partes**: o banquete, o istmo, o corpo e a cauda.

A cabeça, a parte mais larga, está localizada no interior da estrutura duodenal. É

É delimitado na parte superior pelos elementos do pedículo hepático, à direita pelo duodeno e à esquerda pelos vasos mesentéricos. O gancho *(ou processo uncinatus, ou pequeno pâncreas de Winslow)* é uma extensão da cabeça na sua parte inferior ao longo do 3º duodeno. Passa por trás dos vasos mesentéricos e da raiz do mesentério.

O istmo separa a cabeça do corpo. Situa-se anteriormente ao eixo venoso mesentérico e projecta-se ligeiramente para a direita da linha mediana. É separado da cabeça por uma linha reta que passa pelo bordo direito da veia mesentérica superior (VMS) para trás e pelo eixo da artéria gastroduodenal para a frente. Uma linha reta paralela que passa pelo bordo esquerdo da VMS separa-o do corpo.

O corpo inclina-se para cima, para a esquerda e para trás. Achatado no sentido ântero-posterior, acompanha a concavidade da coluna vertebral.

A cauda continua na direção do corpo depois de a artéria esplénica atravessar o bordo superior da glândula.

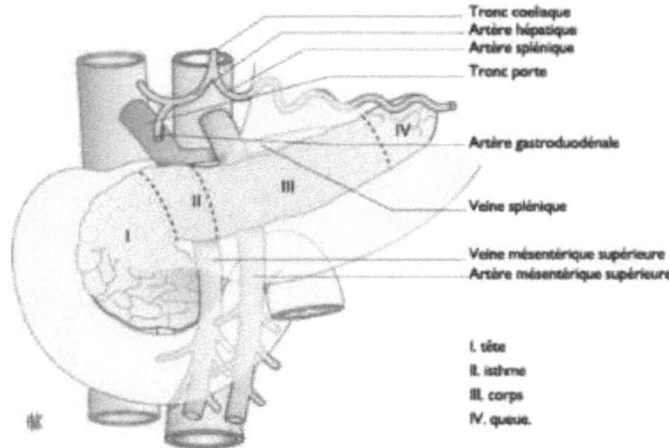

Figura 1: *Segmentação do pâncreas* <u>ANATOMIA E RADIOANATOMIA DO PÂNCREAS (univ-tours.fr)</u>

Duodeno-pancreatectomia cefálica (CPP): ou procedimento de Whipple

+- Retirar :

o pâncreas com o colédoco (ducto biliar comum) e a vesícula biliar com a convergência biliar inferior. Estes dois últimos são por vezes tratados separadamente.

o duodeno e, por vezes, a parte distal do estômago a montante

-Indicações: lesões da cabeça do pâncreas, do colédoco, da ampola de Vater ou do duodeno.

METODOLOGIA

Pesagem da peça de trabalho

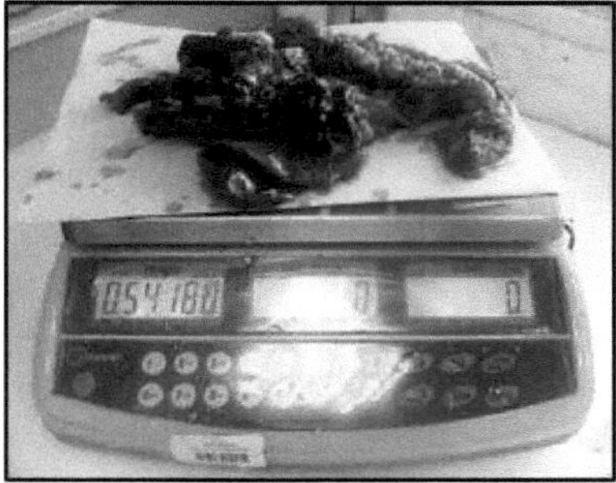

Figura 2: Pesagem da peça de duodenopancreatectomia cefálica

Orientação :

Localização e medição :

Tubo :

Em cima: segmento duodenal proximal frequentemente *curto*, por vezes com um segmento gástrico reconhecível mais largo ^ **Em baixo**: segmento duodenal distal frequentemente *mais longo*

Cabeça do pâncreas com o úncus na parte inferior, mais ou menos desenvolvido

Coledocolitíase: tubo com cerca de 1 cm de diâmetro, situado atrás da cabeça do pâncreas, frequentemente ligado e identificável pela sua cor verde-amarelada (bílis).

O bordo pancreático é frequentemente superior e anterior. O ducto de Wirsung pode ser útil se estiver dilatado, caso contrário é pouco visível (o seu calibre normal é de +/- 2 mm).

Lâmina retroperitoneal: curta ou longa, apenas corretamente identificável se marcada cirurgicamente.

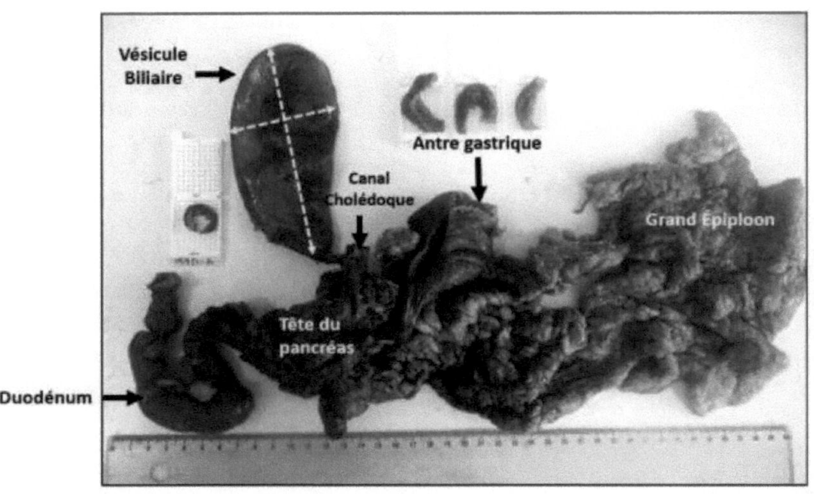

Figura 3: Orientação da secção cefálica da duodenopancreatectomia

Estabelecer limites :

Antes de abrir a sala de operações, **remover os limites das ressecções**:
Coledociena
Pancreático (frequentemente designado por "ístmico")
Retroperitoneal (apenas possível se corretamente identificado cirurgicamente)
Duodenal inferior
Gástrica ou duodenal superior

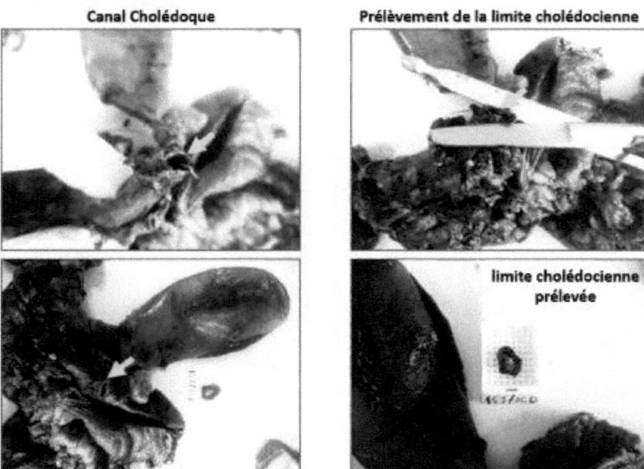

Figura 4: amostragem da fronteira do Coledociano

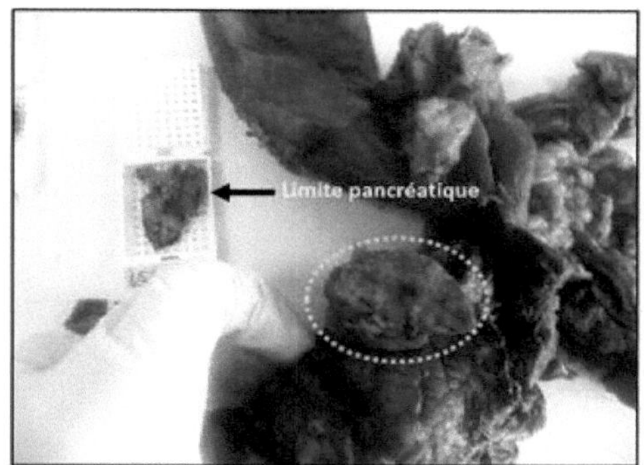

Figura 5: remoção do bordo do pâncreas

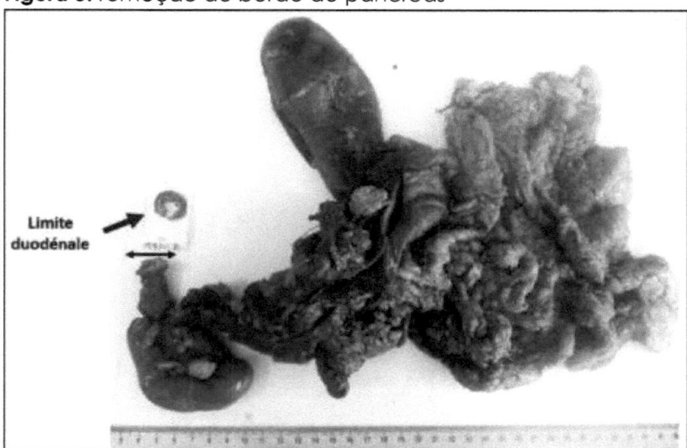

Figura 6: amostragem do bordo duodenal

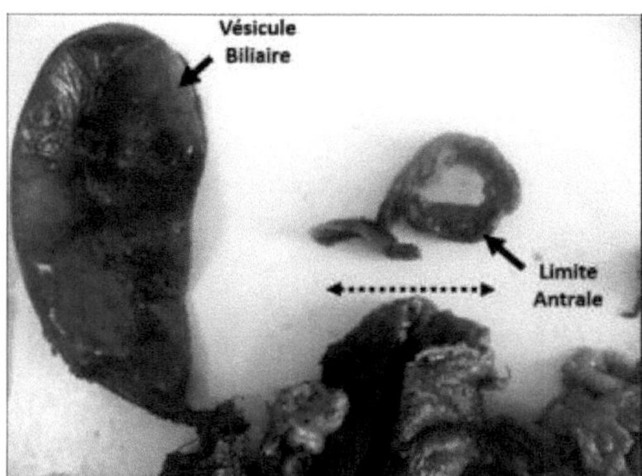

Figura 7: amostragem da margem antral gástrica

Particularidades do limite retroperitoneal :

4 **Lâmina retroperitoneal (LRP) :**

Tecido celular-adiposo, rico em linfáticos e gânglios linfáticos

Localizado entre o pâncreas e a aorta, atrás dos vasos mesentéricos superiores,

A amostragem só pode ser feita corretamente se for identificada pelo cirurgião.

Sinónimos: lâmina retroportadora, lâmina pancreática posterior, bordo pancreático retrovascular.

+- PRL curto

Se for cortado ao nível do pâncreas,

Criar 1 bloco LRP que seja simultaneamente o limite e toda a lâmina de retroporte

+- PRL longo :

Se for dissecado até à aorta,

A cortar em fatias paralelas, marcadas e incluídas *no conjunto*

A fatia mais exterior é o limite (superior) *Aqui o bloco LRP1*

Enquadramento :

Em geral, não é necessário tingir este tipo de peça. Por outro lado, os marcadores utilizados pelos cirurgiões (tinta da china, fios cirúrgicos, etc.) devem ser explicitados pelos cirurgiões e são extremamente úteis para orientar e identificar os limites.

Remover todos os gânglios linfáticos:

+- Para obter uma classificação fiável, **todos os gânglios linfáticos devem ser incluídos e analisados** na sua totalidade.

4 A dissecção regional ideal dos gânglios linfáticos envolve normalmente pelo menos 10 gânglios para a DCP. No entanto, se, *após uma pesquisa exaustiva,* nenhum gânglio linfático for metastático, mesmo que este número não seja atingido, o tumor será classificado como N0 e não pNx.

+- *A designação pNx só é adequada se não existirem gânglios linfáticos rësëquë ou examinados.*

+ Na melhor das hipóteses, "descascar" o pâncreas: Ao descascar o tecido adiposo com uma pinça e um bisturi, é muito mais fácil encontrar os gânglios linfáticos por palpação.

ffi Possivelmente, de uma forma mais tradicional, procurar gânglios linfáticos no final do exame macroscópico, quando a amostra tiver sido completamente cortada.

Abrir e analisar o tubo:

Abrir o tubo longitudinalmente no lado anti-pancreático, evitando a papila.

Examinar toda a mucosa para detetar lesões (ampola acessória, pâncreas heterotópico, ulceração por um tumor subjacente, etc.) e, sobretudo, **localizar a ampola, um** pequeno mamilo por vezes escondido entre as pregas da mucosa.

Abertura do pâncreas:

+- Abrir a cabeça do pâncreas

Na melhor das hipóteses, a utilização de cateteres deslizados para o colédoco e Wirsung (abertura do cano da arma).

Para ver como a lesão se relaciona com os ductos, a ampola e o duodeno

A cateterização é frequentemente mais fácil a partir dos limites do pâncreas e do colédoco,

Mas também pode experimentar a partir da lâmpada.

Por vezes, os **canais são difíceis ou impossíveis de cateterizar** (orifícios dos canais difíceis de encontrar, canais deformados, estenose, ou mesmo destruídos por um tumor).

S Se os 2 canais não puderem ser cateterizados:

Primeiro, traçar a linha

Em seguida, seccionar o pâncreas em cortes paralelos horizontais para manter as relações com o colédoco, o duodeno e a ampola.

Descrever a lesão:

Tamanho: pelo menos 2 eixos

Aspeto

Cístico: unilocular, multilocular? conteúdo: seroso, mucoso, sanguinolento? desenvolvido a partir de ou à distância dos ductos? parede lisa ou vegetações? zona carnosa, infiltrativa?

Completo : bem limitado / estrelado

Relações com as estruturas

Wirsung

Choledoque

Lâmpada

Duodeno

Relações com limites

Distância entre o tumor e o bordo pancreático, tendo em conta a espessura do corte pancreático já isolado.

Descrição do pâncreas peri-tumoral:

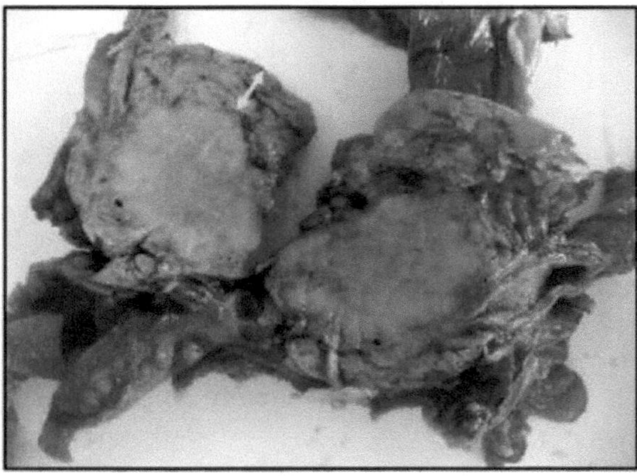

Figura 8: Distância entre o tumor e o bordo pancreático (seta amarela)

Remoção do tumor:

+- Desbridar o tumor em cortes macroscópicos seriados de 3 mm, perpendiculares ao eixo do Wirsung.

4 **Selecionar pelo menos 3 níveis de tumor**, recolhendo amostras em particular:

Zonas de infiltração máxima (ampola, duodeno, tecido adiposo peri-pancreático)

A junção tumoral/não-tumoral

Relações com os canais

Idealmente, deve também tomar :

Um nível de pâncreas não tumoral, se possível com ductos

A ampola: na melhor das hipóteses, a amostragem *é feita tangencialmente* aos canais

(neste caso, bloco A)

X **Se não existir um tumor claramente distinguível** (após tratamento neoadjuvante ou tumor associado a pancreatite, por exemplo):

- Ou incluir todo o pâncreas lesionado.

erers Ou se efectuam pelo menos 5 níveis em 1 e depois, se o exame destes 1 níveis não revelar nenhum tumor evidente, incluir a reserva.

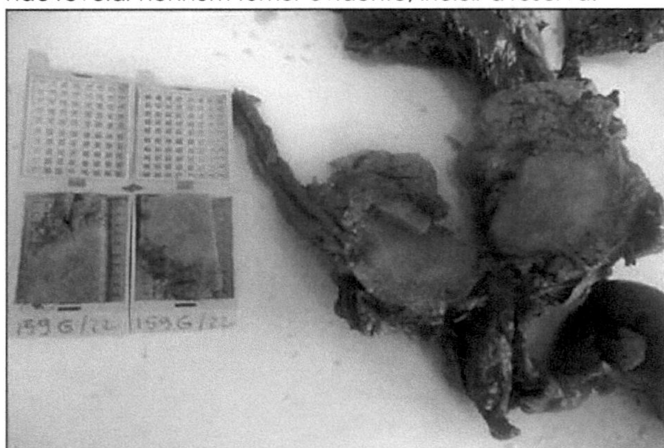

Figura 9: remoção do tumor

Descrever e remover as lesões associadas:

+- Examinar cuidadosamente a **mucosa gastro-duodenal** para procurar e remover quaisquer **lesões associadas.**

- Exame cuidadoso do **pâncreas** para procurar e remover quaisquer **lesões associadas**

Й Descrever o pâncreas não-tumoral cortado em fatias de 3 mm (normal / pancreatite?) e **remover pelo menos um bloco.**

MATERIAL NECESSÁRIO

Agente de fixação: O agente de fixação habitual é a formalina tamponada a 10%.

Lâmina de bisturi - faca

Tesoura

Fita métrica - Placa Regie

Cassetes

Câmara

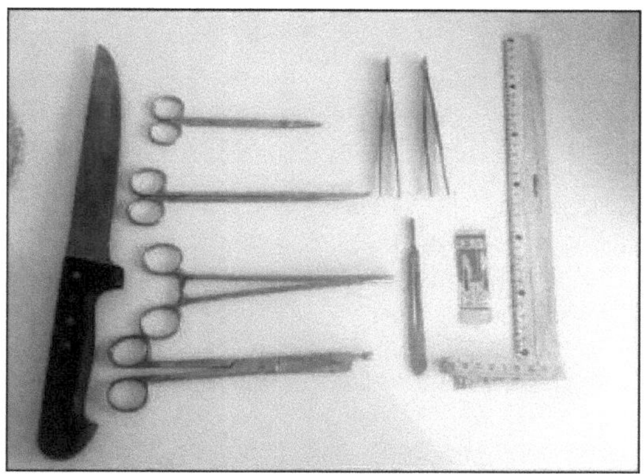

Figura 10: Equipamento necessário para o processamento macroscópico de amostras de duodeno-pancreatectomia cefálica
(Fotografia do serviço de anatomia patológica do CHU Mongi Slim La Marsa)

CONDIÇÕES E REGRAS DE BOAS PRÁTICAS

A peça cirúrgica é fixada durante 24 a 48 horas em formalina tamponada a 10%. Uma fixação tardia ou deficiente prejudica a qualidade morfológica das secções histológicas. Respeitar a relação entre o volume de tecido e o volume de fixador (1/10).

Todas as peças de duodeno-pancreatectomia cefálica devem ser enviadas ao laboratório de anatomia patológica juntamente com uma ficha de informação clínica contendo a história da doença, os antecedentes do doente, os resultados dos exames práticos paraclínicos e o tratamento instituído.

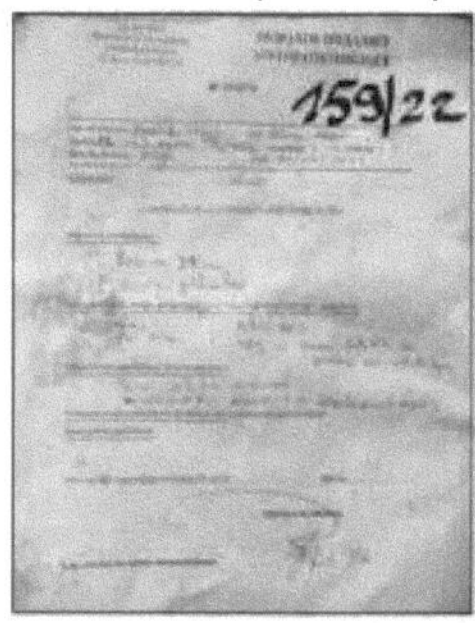

Figura 11: Formulário de pedido de patologia
Importância da informação cirúrgica :
A orientação é muitas vezes difícil devido à perda das relações anatómicas e à deformidade devida à fixação, ao tumor, às lesões associadas (pancreatite), etc.
Para determinar a localização exacta dos limites, insistir para que todas as ressecções pancreáticas sejam acompanhadas de um diagrama ou, melhor ainda, de marcadores explícitos (tinta, fio, agrafos), particularmente nos limites pancreáticos, coledocondrais e retro-peritoneais.

CONCLUSÃO

O exame macroscópico das peças de duodeno-pancreatectomia cefálica contribui para a gestão dos doentes, avaliando o prognóstico e definindo critérios importantes para a prescrição de qualquer tratamento pós-operatório adicional.

REFERÊNCIAS

Bases anatómicas e fisiológicas do pâncreas. Louis Buscail, Barbara Bournet, Nicolas Carrere, Fabrice Muscari e Philippe Otal. Traite de pancreatologie, capítulo 1, 1-21.

Duodenopancreatectomia cefálica - Departamento de Cirurgia Geral e Digestiva, Hopital Saint-Antoine (aphp.fr).

Duodenopancreatectomia cefálica | Centre hepato-biliaire Paul Brousse (centre-hepato-biliaire.org).

Anatomia cirúrgica do pâncreas - EM consulte (em-consulte.com).

S. Agostini. Radioanatomia do pâncreas. Radiologie et imagerie medicale - abdominale - digestive, 2017-03-01, Volume 35, Numero 1, Pages 1-13.

PARTE IX

FICHA TÉCNICA: TRATAMENTO MACROSCÓPICO
DE UMA AMOSTRA DE RESSECÇÃO RECTAL ANTERIOR

ANATOMIA DO RECTO

+ O reto é composto por 3 segmentos (ou terços), cada um com 5 cm de altura:

Terço inferior ou reto inferior: a partir da linha pectínea e inteiramente subperitoneal.

Terço médio ou reto médio: 2/3 deste segmento é subperitoneal.

Terço superior ou reto: totalmente peritoneal.

ffi A **linha pectínea** é a linha ondulante que separa o canal anal do reto inferior (seta amarela).

+ Mesorecto: o **mesorecto** é uma entidade anatómica e embriológica. É definido como o tecido celulo-gorduroso que envolve as superfícies laterais e posteriores do reto. É delimitado circunferencialmente pela fáscia recti, que pode ser separada cirurgicamente da fáscia parietal pélvica através da técnica de excisão mesorrectal total descrita por Heald. O mesorreto contém os vasos perirectos e os linfáticos.

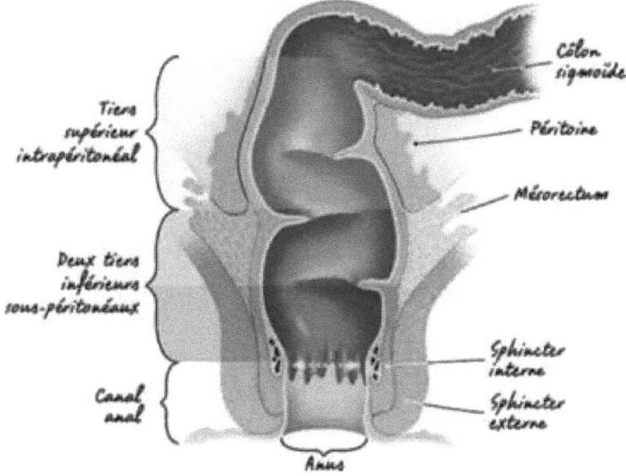

Figura 1: Anatomia do reto O reto - Cancro do reto (e-cancer.fr)

METODOLOGIA

A. Critérios de orientação:

1 - Peças de ressecção anterior do reto com exérese parcial do mesorecto

- A orientação da peça pode ser determinada através da localização da linha de reflexão do peritoneu.

Acima da linha: parte **a montante**

Acima da linha: parte **a jusante**

+ A linha de reflexão do peritoneu separado

A porção intra-peritoneal do **reto (reto superior ou dobradiça reto-sigmoideia)**

A parte subperitoneal do reto **(reto médio e inferior)**

+- A porção do **mesorreto** removida estende-se da linha de reflexão peritoneal (pointilles) até ao limite longitudinal inferior da exérese.

Tumor da parte superior do reto :

A ressecção anterior remove apenas parte do mesorreto (conhecida como ressecção mesorrectal parcial), correspondendo à margem subtumoral de 5 cm recomendada para a ressecção carcinológica.

2- Peças de ressecção rectal anterior com exérese mesorrectal total:

- A orientação da peça pode ser determinada através da localização da linha de reflexão do peritoneu.

Acima da linha: parte **a montante**

Acima da linha: parte **a jusante**

4 A linha de reflexão do peritoneu separado

A porção supraperitoneal do reto (**reto superior ou dobradiça rectosigmoideia**)

A porção sub-peritoneal do reto (**reto médio e inferior**)

Seguido do canal anal

+- A **linha pectínea** é a linha ondulante que separa o canal anal do reto inferior.

Tumor do reto médio e inferior:

+- A ressecção anterior envolve todo o mesorreto (é a chamada exérese total do mesorreto).

+O **mesorreto** estende-se desde a linha de reflexão do peritoneu (pontos pretos) até ao limite longitudinal inferior da exérese. Este último pode estar ao nível da linha de pectina.

+ No caso de tumores do reto inferior, a parte inferior da exérese inclui uma porção do canal anal (3) e do esfíncter interno (ressecção inter-esfincteriana).

Peças de amputação abdominoperineal :

Na parte da frente da peça, é possível ver **a linha de reflexão do peritoneu**, que separa os dois lados da peça.

A porção supraperitoneal do reto (reto superior ou dobradiça reto-sigmoideia)

A porção sub-peritoneal do reto (reto médio e inferior),

O canal anal,

E na porção distal, o ânus e a região perianal.

B- Medição, palpação e descrição de toda a peça e do mesorecto

Parte operacional :

Tipo de ressecção

Comprimento da peça

Possibilidade de extensão da exérese a um órgão vizinho (plexo hipogástrico, vesícula de sémen, próstata...)

Integridade do mesorreto: Especificar se o mesorreto está completo com uma superfície lisa ou se está incompleto localmente: exposição da musculatura.

Tumor :

Localização (anterior, lateral, posterior)

Dimensões (comprimento, largura e circunferência)

Distância da linha de reflexão peritoneal

Distância do limite longitudinal inferior

Extensão ao mesorecto ou ao peritoneu

O tumor pode ser identificado por palpação numa amostra fresca e fechada. Alguns pormenores podem ser determinados numa fase posterior numa amostra aberta

C- Abertura da peça e da embalagem para uma fixação óptima:

ʟ **A amostra deve ser aberta em ambos os lados do tumor, respeitando os 2 cm acima e abaixo do tumor**, e depois lavada. Isto permite respeitar o mesorreto oposto ao tumor, que será então examinado e colhido (margem circunferencial).

4 As **lesões associadas** (pólipo, divertículo, etc.) são então identificadas.

4 É inserida uma **compressa humedecida** no lúmen para facilitar a fixação do tumor.

ʟ A peça é **fixada a um suporte rígido** (neste caso, uma placa de cortiça) e colocada sob ligeira tensão antes de ser imersa no fixador durante 48 a 72 horas.

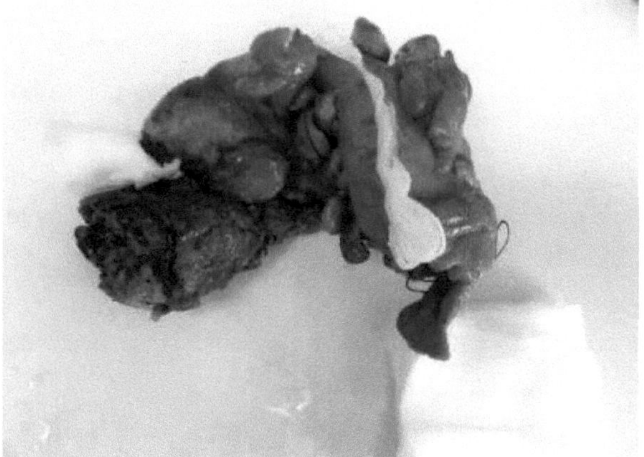

É inserida uma **compressa humedecida** no lúmen para facilitar
a fixação do tumor.

D- Tintagem do mesorecto :

Após a fixação, a superfície do mesorecto ou da fáscia reta é marcada. Esta marcação é utilizada para determinar a margem circunferencial.

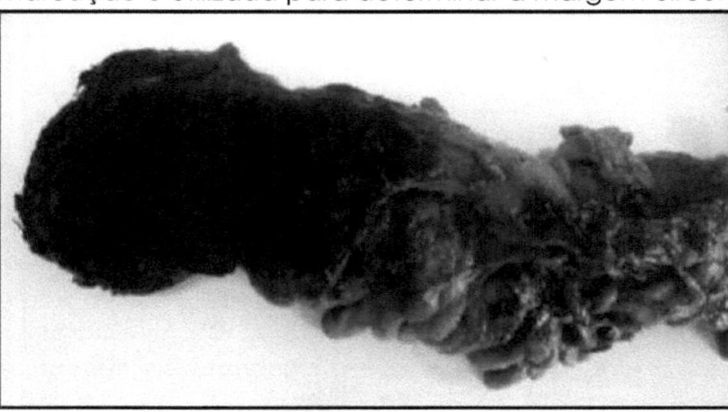

Tinta para o mesorreto (tinta nanquim)

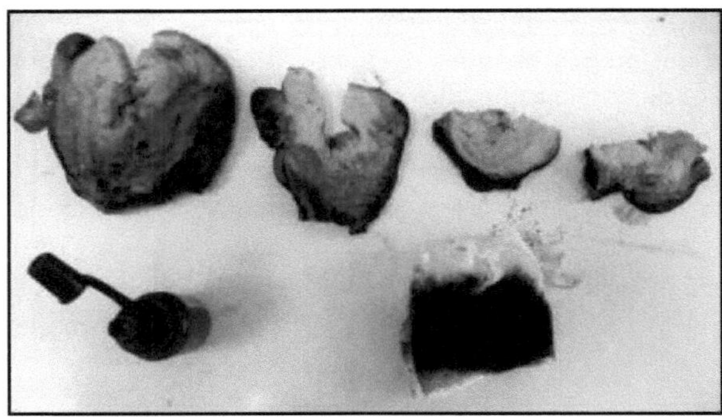

Tinta do mesorreto (tinta nanquim). A peça operatória é então cortada em série.

E- Secções macroscópicas, descrição :

A zona peritumoral não aberta é cortada em fatias serrilhadas macroscopicamente (da extremidade inferior para a superior), a fim de determinar a relação do tumor diretamente ou de eventuais gânglios linfáticos metastáticos com a margem circunferencial, cujo limite foi previamente traçado.

Esta gestão inclui também a análise da integridade do mesorreto em relação ao tumor.

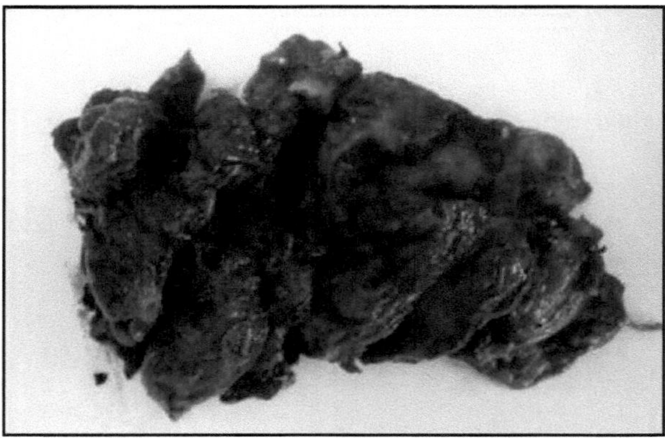

Realização de secções macroscopicamente sérias da peça de trabalho

F- Seleção das amostras para análise :

т- Devem ser efectuados **três a cinco cortes trans-tumorais**, dando prioridade às áreas de **máxima infiltração** tumoral e àquelas em que a **margem circunferencial** (distância entre o tumor e a fáscia recti; seta) é mais estreita.

+ Todos os nódulos devem ser objeto de amostragem e individualizados (1 nódulo/cassete). Qualquer nódulo tumoral ou nódulo tangente à fáscia recti deve ser colhido como uma única unidade. Deste modo, é possível determinar o valor da margem circunferencial em relação a qualquer nódulo ou nódulo tumoral.

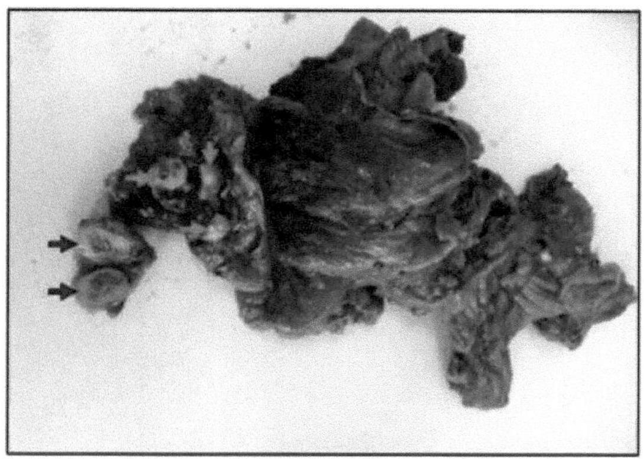

Pesquisa minuciosa de gânglios linfáticos (setas) através do corte do mesorreto.

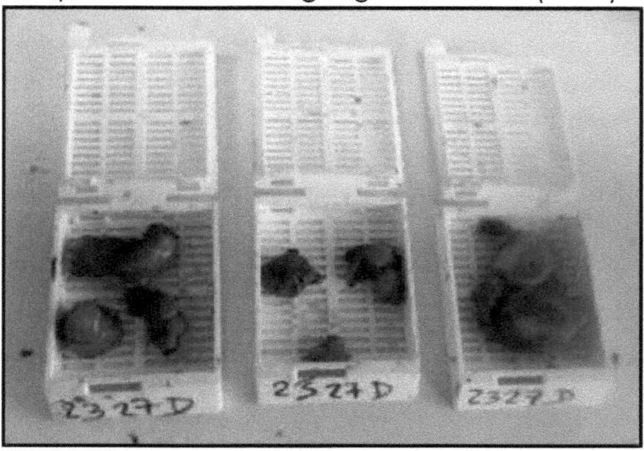

Os gânglios linfáticos retirados do mesorecto são colocados em cassetes.

O resto da amostra deve ser cuidadosamente examinado e quaisquer **lesões associadas** (pólipos, divertículos, etc.) devem ser removidas.

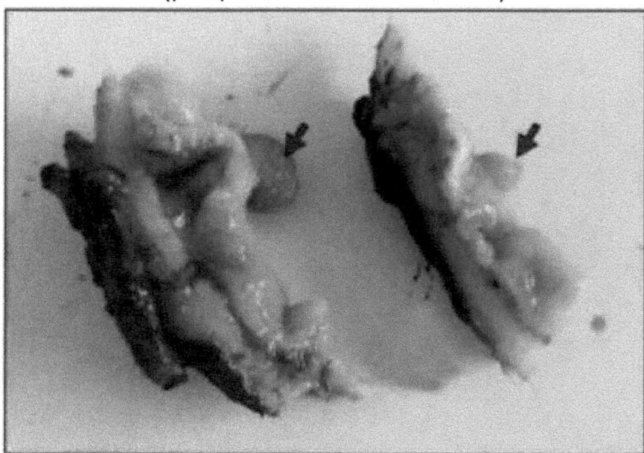

Dois pólipos (setas azuis) são removidos da sala de operações

+- Os limites longitudinais proximal e distal, bem como o **rebordo rectal**, se for caso disso, devem ser distintos.

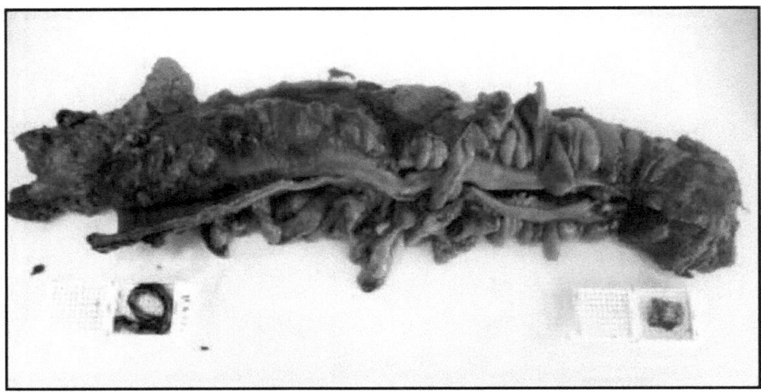

Figura 9: Amostragem dos limites longitudinais proximal e distal.

+- No caso de um tumor localizado a menos de 1 cm do bordo da exérese, são preferíveis secções transtumorais **perpendiculares ao bordo** (setas), de modo a fornecer a melhor informação sobre a margem longitudinal distal.

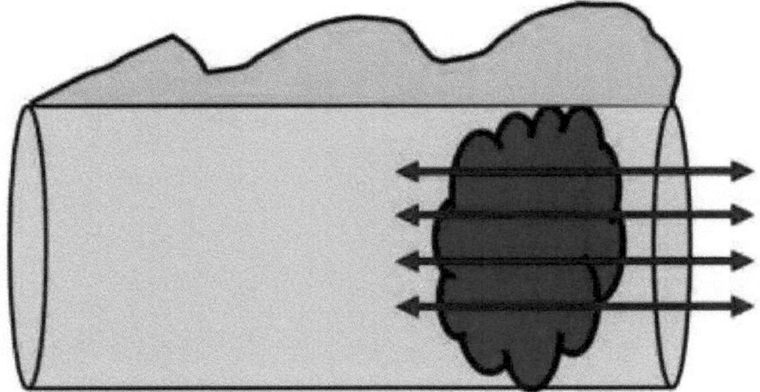

Figura 10: Os cortes trans-tumorais **perpendiculares ao limite** (setas) devem ser preferidos nos casos em que o tumor se encontra a menos de 1 cm do **limite da exérese.**
preferidos no caso de um tumor localizado **a menos de 1 cm do limite da exérese.**

O que recolher

Limites longitudinais proximal e distal
Tumor :
níveis máximos de infiltração do tumor e dos gânglios linfáticos / margem de ressecção circunferencial marcada
junção de tecido tumoral/não-tumoral (3 a 5 níveis de corte)
no caso de um tumor situado a menos de 1 cm do limite longitudinal distal: indicar o limite em secções transtumorais perpendiculares ao limite
Nódulos: pesquisa meticulosa de todos os nódulos, incluindo todos se forem macroscopicamente não tumorais ou parte se forem tumorais, Igg/cassete. Se o número de gânglios linfáticos for inferior a 12 ou 8, repetir a secção com ou sem a

ajuda de técnicas complementares (surfixação fluida de Bouin, depuração da gordura, etc.).

Qualquer outra lesão associada: pólipos, divertículos, ulcerações, etc.

MATERIAL NECESSÁRIO

Agente de fixação: O agente de fixação habitual é a formalina tamponada a 10%.

Lâmina de bisturi - faca

Tesoura

Fita métrica - Placa Regie

Cassetes

Tinta da China - Compressas

Câmara

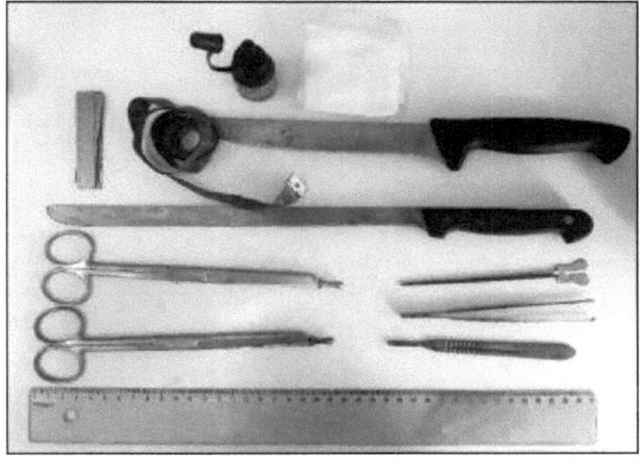

Figura 11: Equipamento necessário para o processamento macroscópico de amostras de
ressecção anterior

CONDIÇÕES E REGRAS DE BOAS PRÁTICAS

A peça cirúrgica é fixada durante 24 a 48 horas em formalina tamponada a 10%.
Uma fixação tardia ou deficiente prejudica a qualidade morfológica das secções histológicas. Respeitar a relação entre o volume de tecido e o volume de fixador (1/10).

Todas as peças de ressecção rectal anteriores devem ser enviadas para o laboratório de anatomia patológica juntamente com uma ficha de informação clínica que descreva a história da doença, os antecedentes do doente, os resultados dos exames práticos paraclínicos e o tratamento administrado.

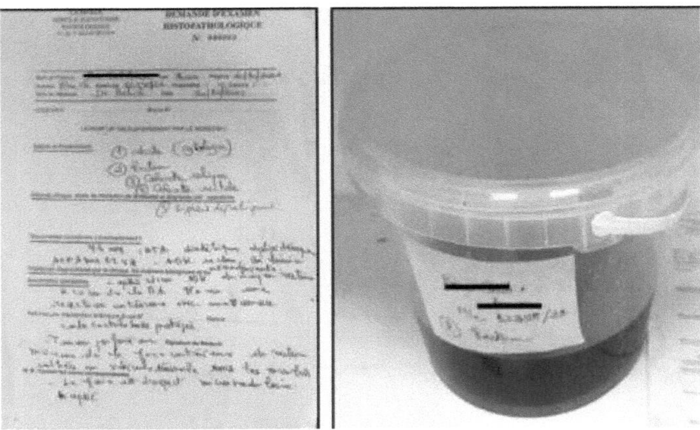

Figura 12: Ficha de informação clínica (à esquerda) que acompanha a amostra de ressecção rectal anterior recebida num frasco rotulado contendo formalina.

CONCLUSÃO

O exame macroscópico das amostras de ressecção rectal anterior contribui para a gestão dos doentes, avaliando o prognóstico e definindo critérios importantes para a prescrição de qualquer tratamento pós-operatório adicional.

REFERÊNCIAS

productfile 2053.pdf (facmed-univ-oran.dz)

RECTO (univ-batna2.dz)

PARTE X

FICHA TÉCNICA: TRATAMENTO MACROSCÓPICO DAS METÁSTASES HEPÁTICAS COLORRECTAIS

METODOLOGIA

Orientar a peça de trabalho:

Localização da cápsula de Glisson

Fatia de secção (tintagem opcional)

As veias supra-hepáticas

Os bordos do fígado

Ligamentos

A fossa vesicular

Tamanho e peso da amostra :

Tumorectomias: diâmetros e profundidade da cápsula

Hepatectomias: peso e altura segundo os seus 3 eixos

Descrever :

Embalagem: formalina tamponada a 10% / estado fresco

Aspeto externo: divisão / atrofia / dismorfia parenquimatosa / embolização terapêutica das veias porta / aderências capsulares (peritoneu, órgão vizinho) / coloração anormal

Corte prévio para uma melhor fixação:

- Fatias de 2 - 3 cm, em folha de livro (papel), deixadas a repousar durante 24 horas em formalina tamponada a 10%.

Libertar a parte fixa:

Cortes horizontais de 5 em 5 mm (hepatectomias) ou perpendiculares à superfície do fígado (lumpectomia subcapsular)

Utilizar o diagrama para localizar os tumores

Verificar se existem zonas da cápsula que possam ter ficado viradas para cima

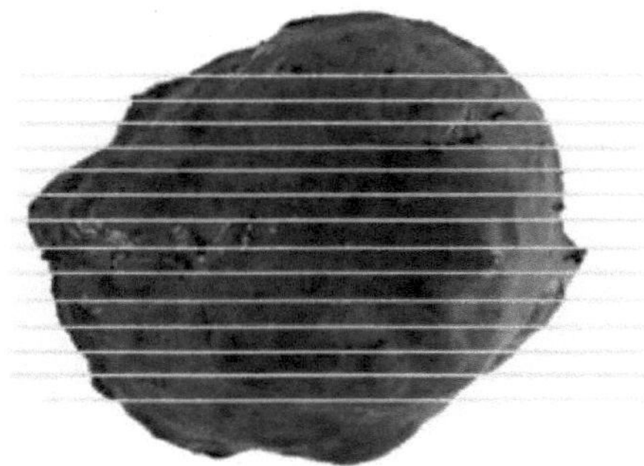

Fig1. Cortes horizontais de 5 em 5 mm

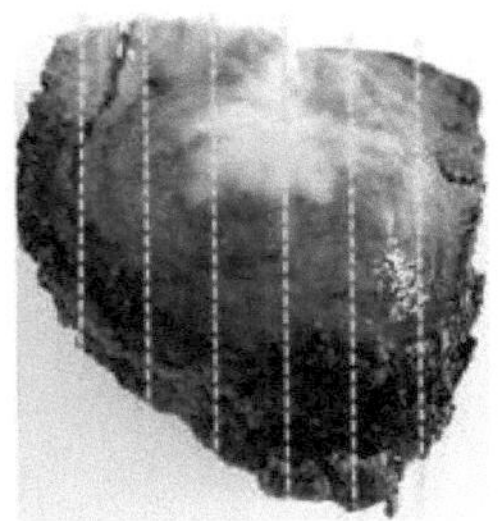

Fig.2: Peça de lumpectomia: cortes perpendiculares de 5 em 5 mm
Fotografias de cortes de tumores e identificação fotográfica
Descrever num diagrama
O número de tumores
Diâmetros (2 para tumores grandes, 1 para tumores pequenos); A X B mm

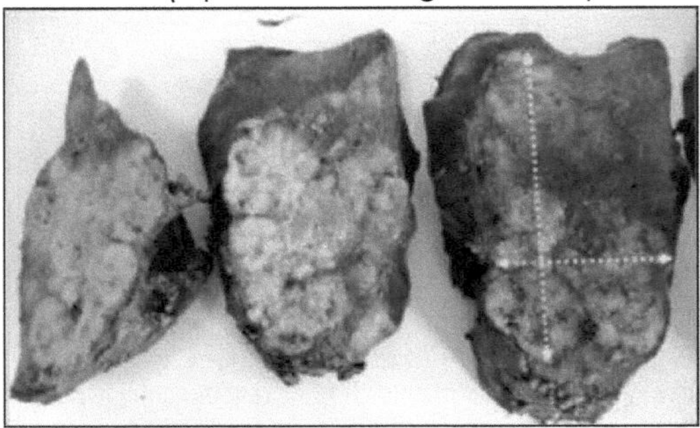

Fig.3: medição dos dois diâmetros para tumores de grandes dimensões

- Margem mínima saudável (L = x mm)

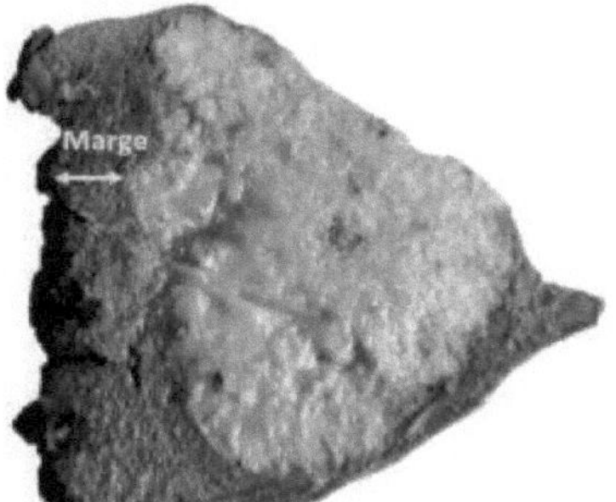

Fig. 4: Margem cirúrgica

Sede (segmento ? subcapsular ou profunda ?)
Especificar se se trata de nódulos mal limitados ou confluentes
Aspeto particular? gelatinoso, necrose, calcificado
Extensão especial: cápsula de Glisson, aderência peritoneal, espaços portais, grandes vasos, canais biliares

O fígado não tumoral: trombose portal, congestão parenquimatosa, esteatose, atrofia, etc.

Recolher e colocar em cassetes

<u>- Metástases</u> :

1-3 blocos/metástases, dependendo do tamanho e da heterogeneidade

Interface fígado/tumor

Parcela com margem saudável mínima

Aderências peritoneais

Rutura da cápsula de Glisson, êmbolos

Fígado não-tumoral: 1 ou 2 blocos

Gânglio pedicular (se presente)

MATERIAL NECESSÁRIO

Agente de fixação: O agente de fixação habitual é a formalina tamponada a 10%.

Lâmina de bisturi

Tinta da China

Cassetes

Câmara

Conclusão

Em conclusão, o "Guia Prático de Macroscopia em Anatomia Patológica - Diretrizes Essenciais" é mais do que um simples manual; é um companheiro indispensável no complexo mundo da análise de amostras cirúrgicas. Através de diretrizes precisas e protocolos rigorosos, este guia ilumina o caminho dos patologistas, ajudando-os a decifrar os mistérios enterrados em cada tecido examinado.

O exame macroscópico é um ponto de partida essencial, revelando informações cruciais para o diagnóstico, prognóstico e tratamento de condições patológicas. Desde a fixação meticulosa até à inclusão meticulosa, cada fase deste processo requer uma atenção especial e conhecimentos especializados para garantir resultados fiáveis e significativos.

Ao aceitarem a complexidade dos tecidos examinados, ao navegarem pelas nuances das lesões e ao interpretarem as pistas deixadas em cada amostra, os patologistas continuam a ser os guardiões da exatidão do diagnóstico e da qualidade dos cuidados prestados aos doentes.

Assim, este guia, em virtude do seu papel essencial na prática da anatomia patológica, continua a ser um pilar fundamental para todos aqueles que se dedicam à procura de compreender e resolver enigmas médicos. Através do seu uso diligente e respeitoso de protocolos estabelecidos, contribui incansavelmente para o avanço da ciência médica e para o bem-estar dos pacientes em todo o mundo.

O "Guia Prático de Macroscopia em Anatomia Patológica" é um recurso essencial para os patologistas, oferecendo protocolos detalhados para o exame macroscópico de vários órgãos, tais como o apêndice, a vesícula biliar, pólipos digestivos, etc. Cada protocolo orienta os profissionais através da análise precisa de espécimes, desde a identificação de lesões até à tomada de decisões de diagnóstico fundamentais. Cada protocolo guia os profissionais através da análise precisa de espécimes, desde a identificação de lesões até à tomada de decisões de diagnóstico fundamentais. Ao abranger uma gama diversificada de órgãos e lesões, este guia reflecte o empenho dos patologistas em aperfeiçoar as suas competências, a fim de prestarem cuidados de elevada qualidade. Representa um pilar crucial no domínio da anatomia patológica, contribuindo para melhorar o diagnóstico, o tratamento e os resultados dos doentes em todo o mundo.

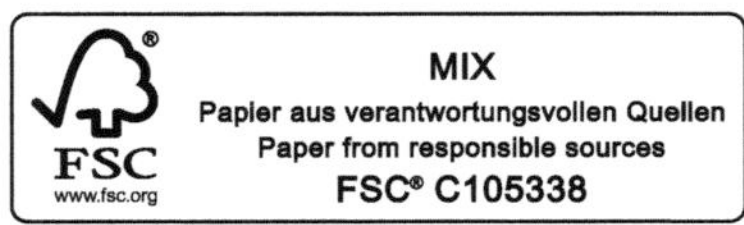

Printed by Books on Demand GmbH, Norderstedt / Germany